Carl-Auer

Astrid Keweloh

Einführung in das Lebensflussmodell

Dritte Auflage, 2026

Reihengestaltung: Uwe Göbel
Umschlag: Heiner Eiermann
Redaktion: Nicola Offermanns
Satz: Verlagsservice Hegele, Heiligkreuzsteinach
Printed in Germany
Druck und Bindung: CPI books GmbH, Leck

Dritte Auflage, 2026
ISBN 978-3-8497-0245-8 (Printausgabe)
ISBN 978-3-8497-8160-6 (ePUB)

Bibliografische Information der Deutschen Nationalbibliothek:
Die Deutsche Nationalbibliothek verzeichnet diese Publikation
in der Deutschen Nationalbibliografie; detaillierte bibliografische
Daten sind im Internet über http://dnb.d-nb.de abrufbar.

Informationen zu unserem gesamten Programm, unseren Autoren
und zum Verlag finden Sie unter: **https://www.carl-auer.de/**.
Dort können Sie auch unseren Newsletter abonnieren.

Inhalt

1 Einleitung

Wir alle kennen die Faszination von Wasser, das in den unterschiedlichsten Formen die Erde belebt – Bäche, Flüsse oder Ströme, Seen oder Meere, die die Erde begleiten und unser Leben bereichern, die die Grundlage für alles Leben schaffen.

Kinder fühlen sich von Wasser angezogen, und die meisten spielen unglaublich gerne in Bächen oder flachen Gewässern. Auch in vielen von uns ist diese Faszination erhalten geblieben, und der Anblick von Flüssen, die durch Landschaften und Städte fließen, oder das Geräusch von strömendem Wasser entspannt uns und versetzt uns oft schon ganz von alleine in eine Art Alltagstrance.

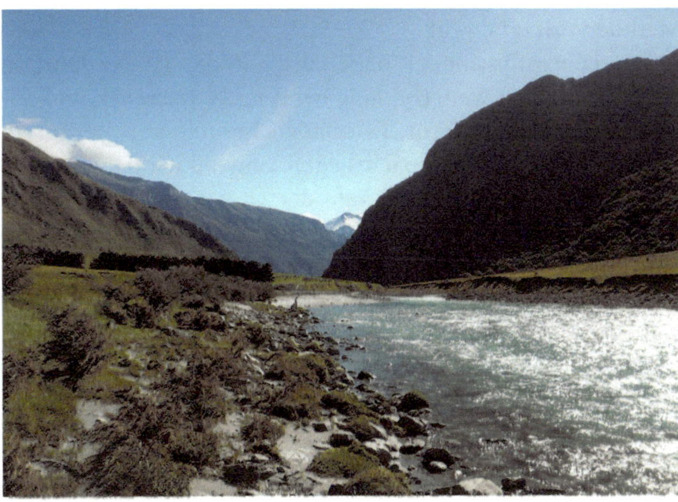

Abb. 1[1]

1 Foto von Lukas Wohlschläger; © Astrid Keweloh.

Flüsse können so verschieden sein – breit und friedlich sanft fließend, gewaltig mit rauschenden Wassermassen, die schnell dahinströmen, dann staut sich das Wasser, wird schmal und kurvig, enger und enger, wild und steinig ... Es wird schlammig und dunkel, um sich dann wieder klar und durchscheinend zu zeigen, sodass jeder Kiesel am Flussgrund sichtbar wird ... manchmal wechselt das Wasser scheinbar die Richtung, fließt unendlich kurvig, tiefer oder flacher, und womöglich geht es in einem Wasserfall steil bergab, um dann wieder entspannt und wohlig dahinzufließen ...

So, wie die Flüsse der Natur, so gestalten sich auch unsere Lebensflüsse – ganz abhängig von unserer jeweiligen Lebensphase. Sie fließen von der Quelle bis zum Meer, manchmal direkt – meist auf Umwegen ...

Auf so eine Reise möchte ich Sie, liebe Leserin, lieber Leser, einladen. Flusslandschaften erleben und eintauchen in diese wunderbare Welt der Lebensflüsse, um neue und anregende Methoden zu erfahren!

Das Lebensflussmodell habe ich Ende der 1990er-Jahre in der systemischen Weiterbildung bei Peter Nemetschek und seinen Trainerinnen gelernt. Es ermöglichte mir, von Beginn an mit Klienten erfolgreich zu arbeiten, obwohl ich damals noch Berufsanfängerin war. Im Laufe der vielen Jahre entwickelte ich während meiner Arbeit in eigener Praxis als hypnosystemische Therapeutin und Coach eigene Facetten und erweiternde Techniken. In diesem Einführungsbuch möchte ich Ihnen einen Teil meiner Arbeit vorstellen.

Es war und ist ein wichtiges Lebensziel von Peter Nemetschek, dass sich das Wissen über die Lebensflussmethode verbreitet und für Menschen hilfreich und unterstützend ist. Das ist der Grund, weshalb er mit 80 Jahren noch als Trainer arbeitet. Mich faszinierte diese Methode seit Beginn meiner therapeutischen Arbeit, und ich nutze sie in vielen Kontexten. Deshalb ist es auch mir ein Anliegen, die Methode der Lebensflusslandschaften vielen Kolleginnen und Kollegen zugänglich zu machen und ein praxisnahes Buch zu schreiben, das den Weg ebnet und ermutigt, diese hilfreiche Technik in das eigene Repertoire zu integrieren.

Als kurzzeittherapeutische Methode ist das Modell des Lebensflusses sowohl für Neueinsteiger als auch für Therapeuten, Berater oder Coachs aus den unterschiedlichsten Ausbildungsrichtungen hervorragend geeignet. Es handelt sich um eine leicht erlernbare, lebendige und kreative Trancemethode, die in verschiedenen Formen vielfältig für fast alle Problembereiche, Altersstufen und Bildungsschichten einsetzbar ist. Sowohl Einzelpersonen (Kinder, Jugendliche und Erwachsene) als auch Paare, Familien, Gruppen oder Teams profitieren von der Lebensflussarbeit.

Die hier vorgestellten Techniken haben sich in der Praxis als sehr hilfreich erwiesen. Explizite Studien zum Lebensflussmodell gibt es bisher noch nicht. Da es sich aber um eine hypnotherapeutische Visualisierungsmethode handelt, liegt es aus meiner Sicht nahe, dass die Forschungsergebnisse aus dem Bereich der klinischen Hypnose auf die Arbeit mit dem Lebensfluss übertragbar sind.

Der Klient visualisiert im sogenannten Lebensfluss die eigene Lebensgeschichte und kann durch die entstehende Metaebene einen Perspektivwechsel erfahren. Diese Visualisierungen prägen sich sehr gut ein und stellen eine hervorragende jederzeit nutzbare Ressource dar.

Auch der Psychiater und Psychotherapeut Milton H. Erickson nutzte in seinen Hypnosen unter anderem die Metapher einer Lebenslandschaft, die in die Zukunft führt und dem Klienten die Möglichkeit gibt, das eigene Leben aus einer anderen Perspektive wahrzunehmen. Erickson führt die Wege des Lebens und der Lösungen bis in die ferne Zukunft hinein, und Peter Nemetschek, der bei ihm lernte, nutzte diese Metaphern und visualisierte sie – entsprechend seiner Herkunft als bildender Künstler – kreativ und fantasievoll mithilfe von Seilen und Symbolen anfänglich als Lebenslinie und später als Lebensfluss. Ganz konkret werden hierbei bunte Seile von der Vergangenheit ausgehend bis in die Zukunft hinein auf den Boden gelegt. Diese visualisierten Lebenslinien, die den Ablauf des Lebens oder einzelne Lebensphasen symbolisieren, lassen ein lebendiges und farbenfrohes Bild entstehen.

Den Lebensfluss kann man dabei als einzelnes Seil legen, wenn es um eine persönliche Thematik geht, in der andere Personen für die Lösung nicht mithilfe eines Seils visualisiert werden müssen (s. Abb. 2).

Ebenso ist es möglich, Seile, die das Bezugssystem symbolisieren, zu dem Seil des Klienten zu legen, obwohl die anderen Personen in der Sitzung nicht anwesend sind (s. Abb. 3).

In familientherapeutischen Sitzungen können für alle anwesenden oder auch wichtigen abwesenden Personen stellvertretend Seile gelegt werden: Es entsteht eine Lebensflusslandschaft mit je einem Seil für jede bedeutsame Person, sichtbar für alle anwesenden Familienmitglieder bei einer Familienberatung, sodass nun jeder für sich – und gleichzeitig gemeinsam – seine seelischen Prozesse durchlaufen kann. Die Familienmitglieder haben ein Ziel, eine Richtung vor Augen und können diese regelrecht ablaufen. Dadurch macht auch der Körper eine sinnliche Erfahrung. Ebenso kann man in der Paartherapie die Beziehung des Paares mit den Seilen visualisieren und gemeinsame Lösungen entwickeln.

Schon die alten Germanen stellten sich vor, dass die Nornen, die Schicksalsgöttinnen, die Lebensfäden der Menschen zu Füßen des Weltenbaumes spinnen. Ebenso sind die Begriffe Lebenslinie oder Lebensstrom gängige und hilfreiche Metaphern, die dem Klienten helfen, in die spontan entstehende Alltagstrance während der Lebensflussarbeit zu gleiten. Durch die Visualisierung des Lebens oder einer Lebensphase kann man Klienten systemisch begleiten und in der Entwicklung

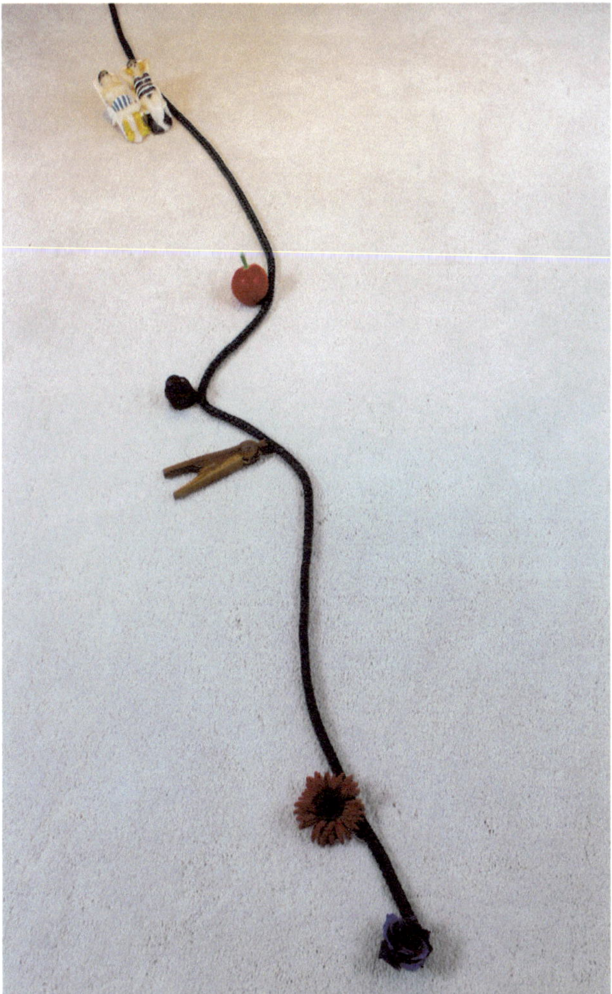

Abb. 2: Der Lebensfluss eines Klienten, von der Vergangenheit ausgehend in Richtung Zukunft[2]

2 Fotografien der Lebensflüsse von Eileen Löffler, Augsburg; © Astrid Keweloh.

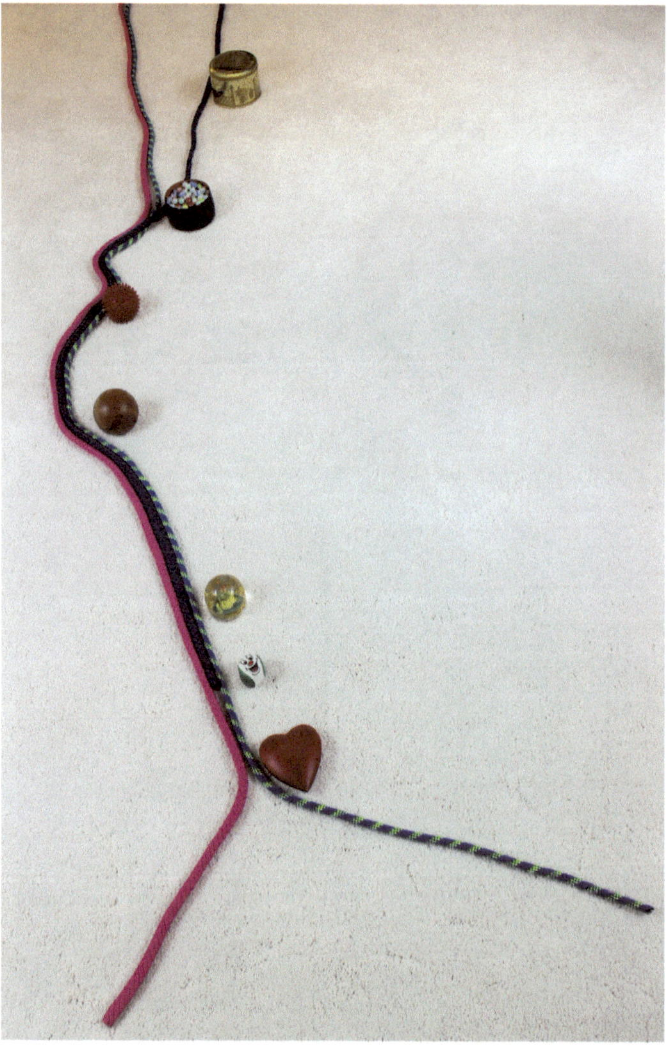

Abb. 3: Der Lebensfluss einer Familie mit einem Jugendlichen (sein Seil verläuft in der Mitte zwischen den Seilen der Eltern), von der Vergangenheit aus betrachtet in Richtung Zukunft

unterstützen. Die Prozesse der persönlichen Entwicklung, der Familienebene oder auch der Therapie werden schrittweise visualisiert – so können aus den Lebensflüssen regelrechte Ressourcenlandschaften, Familienlandschaften oder auch Bindungslandschaften entstehen.

Krisen lassen sich im Kontext des Lebens mittels Regression und Progression aus anderen Perspektiven wahrnehmen, wodurch sich neue Lösungswege und Möglichkeiten im wahren Sinne eines handhabbaren Ziels ergeben. Ein Ziel, das im Bereich des Möglichen liegt!

In der spontan auftauchenden Alltagstrance kann der Klient Reisen in die Zukunft unternehmen, um Visionen und Hoffnungen zu entwickeln, aus der Vergangenheit Ressourcen ins Jetzt holen oder herausfordernde Situationen in der Gegenwart gestalten.

So ist der Klient in der Lebensflussarbeit ein Zeitreisender – gleichzeitig an diesem und an anderen Orten, in der jetzigen Zeit und in anderen Zeiten –, wenn er in Trance die Positionen am Lebensfluss wechselt oder seine eigenen Erfahrungen an ihm vorbeiziehen.

Wenn Menschen zur Beratung kommen, haben sie häufig einen Tunnelblick – fest fixiert auf die Krise und nicht auf die potenziellen Lösungen, die unentdeckt im Inneren zur Verfügung stehen.

Bei der Lebensflussarbeit entstehen in der Regel automatisch Körperempfindungen, Gefühle, Gedanken und Bilder für Lösungen, die körperlich und sinnlich erfahrbar sind. Zudem entwickelt sich häufig ein Perspektivwechsel in Richtung Lösung, sodass sich meist recht bald ein hilfreicher Stimmungsumschwung herbeiführen lässt. Mit rein verbalen Methoden fällt es oft nicht so leicht, solch einen Stimmungsumschwung in Richtung konstruktive Lösung und Perspektivwechsel schnell herbeizuführen. Das Lebensflussmodell führt von Beginn an in Richtung Lösung. Es werden alle Sinne genutzt, und der

Lösungsprozess wird ganzheitlich begleitet. Ressourcen, die in Vergessenheit geraten sind, werden wieder wahrgenommen und genutzt: gewinnbringende Erfahrungen aus der Kindheit, aus der Jugend oder aus früheren Zeiten. Die Klienten können ihr »inneres glückliches Kind« wiederentdecken, zu dem ihnen häufig der Zugang verloren gegangen ist. Diese neue Begegnung kann eine hilfreiche Unterstützung bei Problemlösungen darstellen.

Die konstruktiven Kräfte des Klienten kommen wieder ins Fließen, und vorhandene Problemtrancen oder Blockaden werden durch Lösungstrancen ersetzt. Ressourcen können aus der Vergangenheit in die Zukunft transportiert und dort verankert werden, sodass neue Hoffnung, Sicherheit und Stabilität, ein gestärktes Selbstwertgefühl, neue Wege und Visionen entstehen, um kraftvoller in die eigene Zukunft gehen zu können.

Der Schwerpunkt dieser Trancemethode liegt auf dem Wahrnehmen, Fühlen und Spüren – um in der Trance Bilder und Visionen zu entwickeln, die sich mit genügend Raum und Zeit tief im Unbewussten des Klienten verwurzeln können. Die Lebensflussarbeit berührt die Herzen der Klienten, und die Basis ist das aktive Handeln. Es ist wichtig, die entstehende Energie nicht zu zerreden, sondern achtsam und wertschätzend die Prozesse des Klienten zu begleiten. Die neu erlebten Erfahrungen werden sowohl in Bildern als auch emotional und körperlich erfahrbar, entsprechend gespeichert und sind in Alltagssituationen abrufbar.

2 Die Entwicklung des Lebensflussmodells

2.1 *Der Begründer des Lebensflussmodells*

Der Münchner Familientherapeut Peter Nemetschek entwickelte das Lebensflussmodell in den 1980er- und 90er-Jahren als Element und Grundlage seiner Ausbildungen in systemischer Familientherapie. Später setzte er die Arbeit mit Seilen und Symbolen auch vielfältig in Coaching-Kontexten ein und bezeichnete diese Visualisierungen als »professionelle Time-Line«. Seiner Aussage nach entwickelte er diese Modelle vollständig unabhängig von der Timeline-Arbeit, die in den 1980er-Jahren parallel im NLP (Neuro-Linguistisches Programmieren) entstanden ist. Hier wird die Visualisierung eines jeglichen persönlichen oder beruflichen Bereichs Timeline-Arbeit genannt. In der Arbeit von Peter Nemetschek stellt die sogenannte »Time-Line« als Ergänzung zum Lebensfluss nur die berufliche Lebensgeschichte dar.

Peter Nemetschek wurde 1937 in Österreich geboren. Er musste als achtjähriges Kind mit seiner Mutter aufgrund der Auswirkungen des Faschismus und des Zweiten Weltkrieges unter sehr schwierigen Bedingungen nach Deutschland fliehen. Überlebt hatte er all das mithilfe seiner Fantasie: Er imaginierte eine Traumwelt in der Zukunft: »Wenn ich mal groß bin!« – »... dann bin ich auf einer Insel im Pazifik ...« (Nemetschek 2006, S. 73). Diese Vorstellung hat ihm geholfen, in einer sehr belastenden Umwelt zu überleben. Er hatte viele schwerwiegende Krisen schon in jungen Jahren zu überstehen: eine Lungentuberkulose, Bombenangriffe, Vertreibung und Flucht, dann ein Leben als Flüchtlingskind auf einem Einödhof in Oberbayern. Als Überlebensstrategie haben sich die Haltung und der Schwur »So wie diese wahnsinnigen Erwachsenen werde ich nicht leben« tief bei ihm eingebrannt. Ebenso war Humor von Beginn an in seiner Familie eine überlebenswichtige Ressource, die sich auch in der Lebensflussarbeit wiederfindet. Die Therapiestunde kann man dabei als Modell für das normale Leben betrachten: Wie gehe ich mit Krisen, mit Schwierigkeiten um? Nehme ich die Einladung ins Negative direkt an oder bleibe ich dennoch mit der Lösungshaltung verbunden? Die Basis der Lebensflussarbeit bildet eine ressourcenvolle lösungsorientierte Grundhaltung mit einer wertschätzenden, akzeptierenden Haltung für das Schwierige und Dunkle im Leben – aber ohne sich darin zu verlieren. Humor ist ein wichtiger Aspekt in dieser Arbeit. Sie erleichtert den Umschwung hin zur positiven Lösungshaltung.

Peter Nemetscheks Leben war und ist bunt – er nennt sich selbst »doppelbegabt im bildnerischen Darstellen und im Umgang mit Menschen«. Aus einer Architektenfamilie stammend, ausgebildet an der Akademie der Bildenden Künste, gehörte er in den 1970er-Jahren zur künstlerischen Avantgarde. Den »Aktionsraum 1« in München gründete er mit zwei anderen Künstlern. Seine Arbeiten wurden in vielfältigen Medien veröffentlicht, seine hervorragenden bildnerischen Fähigkeiten bildeten die künstlerische Grundlage für die Entwicklung seines Lebensflussmodells.

Peter Nemetschek ist auch ein sehr erfahrener Geschichtenerzähler. Über zwanzig Jahre hinweg unterstützte er das ZDF als pädagogischer Berater in der Kinder-, Jugend- und Familienredaktion wie zum Beispiel bei der »Rappelkiste« oder »Neues aus Uhlenbusch« (Nemetschek, Madelung u. Gulden 1971). Ausgezeichnet wurde diese Arbeit unter anderem mit Grimme-Preisen. Auch diese Kinderfilme wiesen eine Struktur auf, die sich in der Lebensflussarbeit widerspiegelt: Von der äußeren Realität wird der Fokus lupenartig auf die Innenwelten der Kinder und Erwachsenen gerichtet, und die Erzählstränge sind eindeutig lösungsorientiert – unabhängig davon, wie desolat sich das äußere Umfeld der Filmhelden gestaltet.

Seine soziale Arbeit begann Nemetschek als Erzieher in der Heilpädagogik in München im sozialen Brennpunkt Hasenbergl, was ihn sehr beeindruckte und »für das wahre Leben« geschult hat. 1978 legte er den Grundstein für seine familientherapeutische Praxis in München.

Peter Nemetschek lernte bei bedeutenden Therapeuten. Er besuchte Seminare der Familientherapeutin Virginia Satir und Veranstaltungen der strategischen Familientherapie bei Cloé Madanes und Jay Haley sowie hypnotherapeutische Seminare bei Milton H. Erickson und Jeffrey Zeig. Interessiert war er auch an der lösungsorientierten Therapie von Insoo Kim Berg. Einige der Genannten hielten Workshops in seinem Seminarhaus in der Nähe von München. Maßgeblich in der Entwicklung seines Modells beeinflussten ihn Virginia Satir und ebenso Milton H. Erickson.

1981 gründete Peter Nemetschek sein Ausbildungsinstitut »Die Münchner Schule mit dem Lebensflussmodell« und bildet seitdem in systemischer Familientherapie, Supervision und Coaching aus. Für sein familientherapeutisches Engagement in den neuen Bundesländern erhielt er die Bundesverdienstmedaille.

Im Anhang finden Sie Auszüge aus einem Interview, in dem Peter Nemetschek die wichtigsten Stationen seines privaten und beruflichen Lebens darstellt, die ihn maßgeblich bei der Entwicklung der Lebensflussarbeit geprägt haben.

2.2 Die Wurzeln des Lebensflussmodells

Die Arbeiten des großen Lehrmeisters der Hypnotherapie Milton H. Erickson und der Pionierin der Familientherapie Virginia Satir bilden die wichtigsten Grundlagen des Lebensflussmodells von Peter Nemetschek und seiner Art der professionellen Time-Line-Arbeit.

2.2.1 Inspiration durch die Familientherapie von Virginia Satir

Virginia Satir wird auch als Mutter der Familientherapie bezeichnet. Sie lebte von 1916 bis 1988 in den USA, hatte soziale Arbeit studiert und eine psychoanalytische therapeutische Ausbildung absolviert. Am Mental Research Institute in Palo Alto bei Stanford (USA) entstand unter ihrer Leitung das erste familientherapeutische Ausbildungsprogramm der USA.

Ein Schwerpunkt ihrer Arbeit war die Entwicklung der Familienskulptur. Bei dieser Technik erhalten die Klienten ein systemisches Verständnis über sich selbst und über ihre Beziehungen, indem das Verhalten und die Art der Beziehungen innerhalb einer Familie zueinander symbolisch als Skulptur dargestellt werden. So werden bis dahin nicht sichtbare Bindungen und »festgefahrene« Kommunikationsabläufe aus einer anderen Perspektive deutlich und haben die Chance zur Heilung. Die therapeutische Arbeit mit Seilen oder auch sogenannten Lebenslinien stellten ebenfalls ein Modul ihrer kreativen Arbeit dar.

Eine weitere Entwicklung von Satir war das dynamische Modell der Familienrekonstruktion, das Peter Nemetschek in ihren Workshops kennenlernte: Familienregeln, Schutzmechanismen, Überlebensstrategien, Verhaltensweisen und Ressourcen entstehen grundsätzlich in jeder Familie. Bei der Familienrekonstruktion wird nun über drei Generationen hinweg betrachtet, wie diese ungeschriebenen Gesetze von einer Generation zur nächsten transportiert und kontinuierlich weiterentwickelt worden sind. Ziel war es, den Klienten diese generationsübergreifenden Muster bewusst zu machen. Satir visualisierte die Regeln und die Weiterentwicklung von Generation zu Generation durch eine Abfolge von Skulpturen. Bei ihrer Arbeit beginnt sie mit der Liebesgeschichte der Großeltern aufseiten beider Eltern. So erscheinen die Großeltern als junge Menschen, die ineinander verliebt waren, mit ihren damaligen Eigenschaften, Hoffnungen, Verrücktheiten,

Wünschen … Zudem werden die geschichtlichen, politischen, kulturellen und individuellen familiendynamischen Aspekte betrachtet: Was ist im Leben dieser Zwei passiert, als sie geheiratet, Kinder gezeugt haben und eine Familie wurden. Auch das Genogramm (Visualisierung des Familienstammbaums aus systemischer Sicht) wird zur Klärung und Unterstützung eingesetzt: Es entwickelt sich ein psychodramatisches Standbild anhand von Erinnerungen, Familiengeschichten, unbewussten oder bewussten Informationen oder auch Fantasien. So entstehen auch entsprechend die jeweiligen Beziehungsskulpturen der Großeltern. In der zweiten Generation begegnen sich nun die späteren Eltern als Liebespaar. Satir setzt Rollenspieler ein: Die Person, deren Familie rekonstruiert wird, schaut von außen zu. Sie sieht auch ihre eigene Entwicklung aus einer neuen Perspektive, kann ihre Zeugung und Geburt betrachten, sieht sich als Kind und Jugendliche, sieht ihr eigenes Heranreifen. Der Klient kann zum Beispiel hineingehen und sein inneres Kind in den Arm nehmen oder den Eltern versöhnlich die Hände reichen.

Bei den Arbeiten von Satir entsteht eine tiefe Alltagstrance, wobei sie den Prozess mit viel körperlicher und seelischer Nähe begleitet. Sie unterstützt beim Formulieren und lässt Raum für Prozesse: *»Sag's in deinen Worten«* (Nemetschek 2006, S. 77). Auch aussöhnender Humor stellt eine wichtige Komponente dar im Sinne von *»aus der Tragödie eine Komödie machen«* (ebd.). Für die Familie entsteht mittels der Skulpturen eine Metapher, die sie sehen und fühlen kann – es entsteht ein gemeinsames Bild. Aus unterschiedlichen Betrachtungsweisen und Innenwelten entwickelt sich eine neue Perspektive, die zu neuem Konsens und einem gemeinsamen systemischen Rahmen führt.

Virginia Satir vermittelt in ihrem Fließmodell auch, wie aus der Arbeit mit mehreren Personen gleichzeitig eine neue ressourcenvolle Metapher entsteht: die Familie als sprudelnde

Quelle von Ressourcen, als lebendiger Organismus, der sich in permanentem Fortschritt befindet – anstelle einer defizitären Betrachtungsweise. Bei ihren Arbeiten waren die Sinne im Fokus: jemanden berühren, etwas (auch körperlich) darstellen, mit allen Sinnen arbeiten, sich im Raum bewegen, statt nur zu sitzen, nachzudenken und zu reden.

Die Existenz von Selbstheilungskräften innerhalb der Familie und in den einzelnen Familienmitgliedern ist eine Grundannahme der systemischen Familientherapie.

All das sind Faktoren, von denen Peter Nemetschek sich hat inspirieren lassen und die Einfluss auf das Lebensflussmodell genommen haben.

2.2.2 Inspiration durch die Hypnotherapie von Milton H. Erickson

Peter Nemetschek besuchte Seminare bei Erickson in Phoenix (USA) und verbrachte dort auch Zeit mit ihm. Dessen Art der Hypnotherapie und seine ressourcenvolle Haltung beeindruckten ihn tief.

Milton Hyland Erickson lebte von 1901 bis 1980 und war ein amerikanischer Psychiater und Psychotherapeut, der den Grundstein für zeitgemäße Hypnose und Hypnotherapie legte und die wunderbare Fähigkeit besaß, seinen Patienten und Zuhörern tiefwirkende Geschichten zu erzählen. So war er auch Poet, Heiler und Wissenschaftler. Das Besondere an Erickson war, dass er die Einzigartigkeit des einzelnen Klienten betonte und individuelle Strategien entwickelte, die exakt auf den jeweiligen Klienten abgestimmt waren. Für Erickson war das Unbewusste eine sprudelnde Quelle von Ressourcen, die der Organismus jederzeit kreativ zur Selbstheilung aktivieren kann. Jeder Mensch verfügt über unendliche Heilkräfte, die nur mobilisiert werden müssen. Dann kann er auf diese Erfahrungen zurückgreifen, um sie in der jetzigen Lebensphase nutzen zu können. Um diese ressourcenvollen Erfahrungen zu aktivieren, versetzte Erickson den Klienten in einen sehr tiefen Trancezustand. Mittels verbaler und nonverbaler hypnotherapeutischer Techniken lud er das Unbewusste ein, die Führung zu übernehmen, um die gewünschte Selbstheilung zu ermöglichen. Insbesondere setzte Erickson das sogenannte »storytelling« ein – er erzählte Geschichten, um das Unbewusste des Klienten zu erreichen. Häufig finden sich in diesen Geschichten ganz ungewöhnliche Lösungen, um auf diesem Wege kreative Findungsprozesse beim Klienten anzuregen, die ungewohnte und flexible Lösungswege der Heilung im Inneren entstehen lassen.

Erickson nutzte in seinen Hypnosen unter anderem die Metapher einer Lebenslandschaft, »durch die sich eine Überlandstraße schlängelt« (Nemetschek 2006, S. 78) und die dem Klienten die Möglichkeit gibt, das eigene Leben aus einer anderen ganzheitlichen Perspektive wahrzunehmen, da sie in die Zukunft führt:

> *»Es ist, als ob du einen Highway entlangfährst und an dieser Szene und an jener Szene vorbeikommst … wie z. B. die Zeit, als du herausfandst, dass du aufstehen kannst, und die ganze Welt schaut anders aus, wenn du aufstehst und nicht länger krabbelst. Und älter, hast du dich vornübergebeugt und zwischen deinen Beinen hindurchgeschaut und siehst die Welt aus einer anderen Sicht (die Welt steht Kopf), und die Welt schaut so interessant und spannend aus …« (Monde Tape, vgl. Erickson 1975, in: Nemetschek 2006, S. 78).*

Nemetschek weist in seinen Veröffentlichungen auch auf folgende Zitate von Erickson hin, die ihn inspiriert haben:

> *»Entlang den Straßen des Lebens gibt es verschiedene Dinge, und du musst diese Dinge lernen. Und später herausfinden, wie du das Gelernte nutzen kannst …«* (ebd.).

und ähnlich:

> *»Das sind die guten Gefühle, mit völliger Hingabe im Wasser planschen – etwas, das du lernst und das bei dir bleiben wird im späteren Leben, damit es in einer bestimmten Weise benutzt wird«* (ebd., S 79).

Eine andere Metapher, die Erickson nutzte, waren Kristallkugeln, wie sie damals zum Wahrsagen der Zukunft genutzt wurden (Crystal-Ball-Technique). In tiefer Trance lässt Erickson seinen Klienten eine Kristallkugel imaginieren, in der der Klient – wie bei einer echten Wahrsagerin – in seine positive Zukunft blicken kann. Er kann in ihr erkennen, was er demnächst können wird, aber eben jetzt noch nicht kann. Dahinter soll der Klient nun noch eine Kristallkugel imaginieren, in der er einen Zeitpunkt sehen kann, an dem er sich quasi nicht mehr erinnern kann, das jetzige Problem jemals gehabt zu haben. Er kann schon darüber schmunzeln.

> »›Sieh dich in dieser Kristallkugel: wie du das bereits tun kannst und tust, was du heute noch nicht kannst! ...Dahinter kannst du noch eine Kugel sehen ... und du siehst dich darin: wie du bereits vergessen hast, dass das jemals ein Problem für dich war‹ (im Monde-Tape: und du kannst darüber schon schmunzeln)« (Monde Tape, vgl. Erickson 1995–1998, Erickson in: Nemetschek 2006, S. 80).

Nur ein Jahr, nachdem Peter Nemetschek Ericksons erstes Seminar besucht hatte, begann er mit Seilen am Boden Lebenslinien-Wege zu visualisieren: Er bildete Wege beziehungsweise Alternativen ab, die von der Gegenwart ausgehend in verschiedene Richtungen in die Zukunft führen. Er illustrierte seinen jugendlichen Klienten, wie es sich anfühlt, den leichten Weg wie bisher oder den harten Weg, der zum Erwachsenwerden führt, zu wählen.

Der Grundstein für den Lebensfluss war gelegt oder besser formuliert: Das Flussbett für den Lebensfluss war geschaffen!

2.3 Analoge Methoden und der hypnosystemische Ansatz

Neben den Arbeiten von Milton H. Erickson und Virginia Satir, die die tragenden Säulen waren, hatten auch die neueren konstruktivistisch-systemischen Schulen Einfluss auf die Entwicklung des Lebensflussmodells. Peter Nemetschek hat parallel zu Gunther Schmidts hypnosystemischen Ansatz sein Konzept einer Synergie der beiden Therapierichtungen entwickelt. Allerdings nannte er es trotz dieser Wurzeln nicht hypnosystemisch, sondern analoges Arbeiten, weil man Aussagen beziehungsweise innere Lebenswelten des Klienten analog mit Materialien wie Seilen oder Symbolen ganzheitlich abbildet oder parallel auch analog in Geschichten oder Metaphern übersetzt.

Für mich persönlich bedeutet die Arbeit mit dem Lebensfluss sowohl analoges Arbeiten als auch hypnosystemisches Arbeiten mit Visualisierungen. In meinen Ausbildungen und damit auch in meiner Betrachtungsweise und Handhabung des Modells sind sowohl die Grundlagen von Erickson als auch von Satir, sowie die Sichtweise von Peter Nemetschek als auch die Grundlagen der hypnosystemischen Theorie eingeflossen.

Der Begriff »hypnosystemische Therapie und Beratung« wurde im Jahr 1980 von Gunther Schmidt geprägt und bis heute weiterentwickelt. Wenn man die tieferen Ebenen betrachtet, erkennt man, dass sich die Hypnotherapie Ericksons und die konstruktivistisch-systemische Therapie in ihrer Grundhaltung sehr ähneln. Details dazu werden von Schmidt ausführlich in seinen Werken beschrieben (Schmidt 2005).

3 Aspekte des Lebensflussmodells

Es gibt verschiedene Aspekte des Lebensflussmodells, die als Hintergrundwissen hilfreich für die praktische Anwendung sind, um die automatisch ablaufenden Prozesse zu verstehen und zu unterstützen.

3.1 Seile – eine zeitlose und doch moderne Metapher

Bisher haben alle meine Klienten ein Seil ohne jegliches Zögern als Metapher für ihren eigenen Lebensfluss akzeptiert. Kaum halten sie das Seil als Symbol für ihr Leben in der Hand, gleiten sie in eine Art Alltagstrance und empfinden die Metapher als sehr stimmig. Sie suchen Symbole, schauen intensiv versunken auf den Lebensfluss, sitzen verträumt am Boden an ihrem Lebensfluss und lassen das entstehende Bild auf sich und in sich wirken.

Seile, Schnüre und Fäden zu verbinden oder zu trennen stellt auch in Ritualen, Märchen oder Mythen verbindende Metaphern dar, die in vielen Kulturen genutzt werden und womöglich etwas wie ein kollektives Wissen darstellen. Auch in unserer Alltagssprache ist diese Metapher allgegenwärtig: Wir fädeln etwas ein, gehen in Verbindung mit anderen Menschen, es läuft wie am Schnürchen, wir fühlen uns wie eine Marionette, die an Fäden hängt, knüpfen eine Beziehung, unsere Nerven sind angespannt, wir befinden uns in Netzwerken, sind in Beziehungen verstrickt, wir verknüpfen Informationen miteinander oder sind von einer Idee gefesselt.

3.2 Die Metapher Lebensfluss als lebendige Analogie

Sprachliche Analogien lösen im Inneren des Menschen Bilder aus. Sie berühren uns und setzen häufig Lösungsprozesse in Gang – das ist einer der Gründe, warum in der Hypnotherapie Metaphern und Gleichnisse verwendet werden.

Die Metapher des Flusses beinhaltet ein permanentes Strömen … das Wasser fließt immer nach … voller Energie und Lebendigkeit. Es ist ein wunderbares ressourcenvolles Bild für das Leben eines Menschen, das schon in vielen Kontexten genutzt worden ist. Dieses Bild lässt sich für Entwicklungsprozesse in sämtlichen privaten und beruflichen Kontexten hilfreich einsetzen.

Der Flusslauf, der sich an bestimmten Stellen verengt, als Bild für Lebensphasen, in denen es eng wird … wenn die Weite vom vorherigen und zukünftigen Verlauf des Flusses aus unserem Gesichtsfeld und unserer Wahrnehmung verschwindet. Das Wasser staut sich in diesen kurvigen, engen, womöglich steinigen Bereichen … fließt schneller, unkontrolliert … Genau wegen solcher Phasen kommen Menschen zur Beratung, zur Therapie. Sie haben die Perspektive nach vorne verloren, können ihre Selbstwirksamkeit nicht mehr erfahren, können ihre Ressourcen aus der Vergangenheit nicht wahrnehmen, geschweige denn erkennen, dass die momentane Engstelle ihres Lebensflusses einen kreativen Lösungsversuch ihres inneren Systems darstellt. Sie sehen auch nicht hinter diesem Engpass in die Zukunft hinein, in der der Fluss wieder gelassen und zufrieden fließen wird. Wie in einem Tunnel sind sie fixiert auf die Verengung ihres rauschenden Flusses und sehen vor lauter Wasser den Fluss nicht mehr …

Kommt der Klient zur Beratung, kann der Therapeut ihn unterstützen, seinen Lebensfluss mithilfe eines Seils zu legen und die momentane Krise als eine zu gestaltende Kurve im Lebensfluss zu symbolisieren.

Legt man den eigenen Lebensfluss, ist es, als würde man den Flussverlauf von ganz oben betrachten ... wie ein Adler, der in unendliche Höhen aufsteigt und dort oben am Himmel schwebt. Er sieht entspannt das gesamte Bild, den Lauf des Flusses durch alle Zeiten und in sämtlichen Regionen ...

Mit der visualisierten Metapher des Lebensflusses entsteht sofort und unmittelbar eine komplett neue Perspektive, eine Metaebene, eine Sicht auf den gesamten Verlauf: auf die schönen Zeiten und Ressourcen vorher, die bewältigten Krisen und Herausforderungen der Vergangenheit, die nun auch als kraftspendende Ressourcen dienen können, den jetzigen Engpass im Vergleich zu den vergangenen und den zukünftigen Zeiten, in denen die Sonne wieder scheinen und der Fluss sanft und ruhig dahinfließen wird.

Aufgrund der Fähigkeit, Situationen und Bilder ganzheitlich wahrzunehmen, kann der Klient nun *mit einem Blick* die komplexe Situation seines Lebens und der momentan erlebten Krise erfassen oder parallel auf Einzelheiten der Szenerie fokussieren. Währenddessen läuft unendlich viel mehr in ihm ab, als wir von außen wahrnehmen können. Szenen seines Lebens, Visionen seiner Zukunft, Lösungsbilder oder beispielsweise Gefühle, Gedanken oder Körperempfindungen entstehen und wirken in ihm. Jeder Klient – und damit auch seine Innenwelten – ist einzigartig und wertvoll. Deshalb ist es äußerst wichtig, dem Klienten ausreichend Raum und Zeit zu geben, den er in seiner Alltagstrance für seine innerlich ablaufenden tiefen Prozesse benötigt. Stellt der Therapeut zu viele Fragen oder spricht zu viel, wird der Klient regelrecht aus seiner Trance herausgerissen. Es besteht die Gefahr, dass der Therapeut versehentlich die wichtigen, eingeleiteten Prozesse unterbricht, indem er den Klienten unsanft auf die Ebene der Logik und Sprache hebt. Der Therapeut unterstützt zurückhaltend und leitet den Klienten durch die verschiedenen Stationen seines Lebensflusses.

3.3 Perspektivwechsel und Stimmungsumschwung als gewünschtes Erleben der Externalisierung

Die Lebensflussarbeit ist eine Form der Externalisierung. Der Therapeut arbeitet mit Seilen und Symbolen oder Zetteln, mit denen die Zeitpunkte, Themen, Ressourcen, wichtigen Personen oder auch innere Abläufe und Prozesse visualisiert werden.

Am Lebensfluss entlanglaufend kann der Klient probehandeln – und das nicht nur mental oder emotional. Es entstehen Bilder, und vor allem ist er in körperlicher Bewegung. Sein Körper macht die Erfahrung, dass er es kann, dass er das Ziel erreichen kann – und zwar spielend. Er läuft den Weg zum Ziel – zum *Geschafft* – und dann in die ferne Zukunft ganz einfach an seinem Lebensfluss entlang und macht dabei eine Erfahrung! Die Erfahrung der Meisterschaft, der Selbstwirksamkeit oder der Handlungsfreiheit.

Durch das Blicken auf den eigenen Lebensfluss relativiert sich in der Regel die momentane Krise unmittelbar, und es findet fast automatisch ein Umschwung in Richtung Selbstwirksamkeit und Hoffnung statt. Die Klienten sagen dann Sätze wie: »Wenn ich all das vorher geschafft habe, dann ist diese Kurve, dieser Engpass wohl ein Leichtes. Ich werde es schaffen!« Durch die Externalisierung der Sicht auf das eigene Leben und auf die momentan erlebte Krise werden innere Suchprozesse nach Lösungsmöglichkeiten begünstigt. Es aktiviert Ahnungen einer Lösung, einer Zukunftsvision, und es zeigen sich neue Wege im Inneren und in der Außenwelt auf. Somit gestalten sich durch den Perspektivwechsel und die Reisen in die Lösungswelt ein positiver Stimmungsumschwung, eine Zuversicht, und die Vision »Ich schaff's!« wird aktiviert. Das Licht am Ende des Tunnels ist in Sicht!

3.4 Ein kleiner Einblick in die praktische Arbeit mit dem Lebensfluss

Bei der einfachsten Variante der Lebensflussarbeit mit nur einem Klienten entwickelt der Klient mit der achtsamen Unterstützung des Therapeuten[3] seinen ganz persönlichen Lebensfluss, den er mithilfe eines Seils und Symbolen kreiert und nach seinen inneren Bildern gestaltet (s. Abb. 2 und Abb. 4).

Das Ziel ist es, einen Perspektivwechsel, einen Stimmungsumschwung, zudem eine Metaebene – die zuvor beschriebene Adlerperspektive – und eine Lösungsvision für eine aktuelle Krise zu entwickeln, um Hoffnung und das Gefühl von Selbstwirksamkeit zu entwickeln oder zu stärken.

Hierbei wählt der Klient als Erstes ein Seil, welches sich mit dem Prozess des Auswählens unmittelbar in sein eigenes Leben verwandelt, und legt es von der Vergangenheit in die Zukunft. Die Krise, wegen der er zur Beratung gekommen ist, visualisiert er mit Unterstützung des Therapeuten, indem der Klient den entsprechenden Teil des Seils in Form einer Kurve legt. Dabei spricht der Therapeut von Flüssen, die fließen, und von Stauungen des Flusses, die sich in einer Enge oder Kurve des Flusses automatisch ergeben.

Die 3 elementarsten Zeitpunkte, die markiert werden, sind im Folgenden aufgeführt:

Der erste wichtige Zeitpunkt, der mit Symbolen an seinem Lebensfluss visualisiert wird, ist der jetzige Zeitpunkt, in dem der Klient das Problem hat und in der Praxis steht – eben das *Jetzt*. An diesem Punkt verweilt der Klient nur kurz, um seine Problemnetzwerke nicht zu massiv zu aktivieren.

3 Im therapeutischen Bereich gibt es bekannterweise mehr Therapeutinnen als Therapeuten. Zur besseren Lesbarkeit habe ich mich dennoch für die grammatikalisch männliche Form entschieden. Ich bitte um Ihr Verständnis.

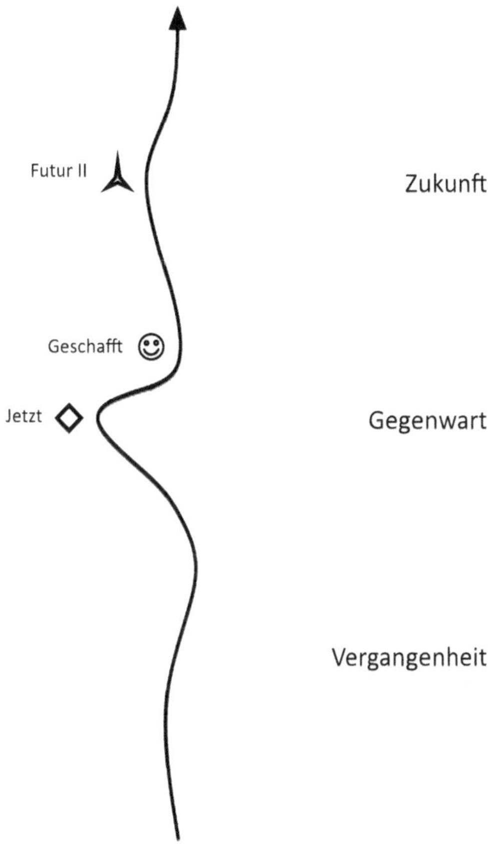

Abb. 4: Die einfachste Variante des Lebensflussmodells mit einem einzelnen Klienten[4]

Daraufhin markiert er als Zweites mit einem Symbol an seinem Lebensfluss den Zeitpunkt *Geschafft:* »Wann hast du es geschafft, dein Problem, deine Krise, wegen der du gekommen

4 Abbildung von Jaro Wohlschläger; © Astrid Keweloh. Die Legende zu den verwendeten Symbolen findet sich in Anhang 2, S. 119.

bist, zu lösen?« Dieser Punkt wird an dem Seil gesucht und mit einem Gegenstand symbolisiert.

Nun stellt sich der Klient meist sichtlich erleichtert mit Blick in die Zukunft zum *Geschafft*, nimmt sich Zeit und spürt mit allen Sinnen (Gedanken, Bilder, Gefühle, Körperempfindungen, Sinneswahrnehmungen, Unterschiede ...) und berichtet dem Therapeuten nur kurz über seine Wahrnehmungen.

Ein Zeitpunkt in der Zukunft, der *Futur II* genannt wird, wird als Drittes markiert. Hier ist die Krise schon längst überwunden und gehört emotional der Vergangenheit an; auch dort erspürt der Klient mit allen Sinnen, was auftaucht, und teilt dies kurz mit. Es entsteht eine Zukunftsvision. Der Klient dreht sich in Richtung *Jetzt* und sendet »dem Ich in der Gegenwart« eine hilfreiche Botschaft aus der Zukunft. Als Abschluss kann der Klient aus verschiedenen Positionen und Perspektiven innerhalb und außerhalb des Lebensflusses auf das Gesamtbild schauen und es wirken lassen.

3.5 Selbstwirksamkeit oder das Symptom als kreative Lösung

Der Therapeut vermittelt während des gesamten Prozesses eine wertschätzende und annehmende Haltung für das sogenannte Problem als Lösungsversuch des Inneren, als eine Leistung des inneren Systems, mit herausfordernden Situationen umzugehen und eine kreative Bewältigungsreaktion zu erschaffen. Das Symptom wird hierbei als gestaltende Lösung eines inneren Dilemmas verstanden – als ein Versuch, das verloren gegangene und doch sehnlichst gewünschte Gleichgewicht in der inneren oder auch in der äußeren Welt wiederherzustellen. Diese Sichtweise, die die Gestaltungsmöglichkeiten des Menschen betont, beinhaltet die Möglichkeit, dass das üblicherweise stattfindende Opferempfinden des Klienten abgelöst wird und stattdessen ein Gefühl von Entwicklungsraum, Selbstwirksamkeit und Meisterschaft entsteht. Hierbei handelt es sich nicht nur um ein schlichtes Reframing, sondern um eine tiefe Grundhaltung, die bei der Lebensflussarbeit und natürlich auch bei sämtlichen anderen therapeutischen und beraterischen Prozessen sehr hilfreich und unterstützend ist. Als unmittelbare Folge dieser Betrachtungsweise werden während der Lebensflussarbeit zusätzlich positive neuronale Netzwerke aktiviert und mit der aktuellen herausfordernden Situation verknüpft. Erinnerungen an Gestaltungsspielräume und Herausforderungen im hilfreichen Sinne werden durch positive Schaltkreise aktiviert und verstärkt.

Die wichtigsten Ziele der Lebensflussarbeit sind also ein positiver Stimmungsumschwung, eine ressourcenvolle Haltungsänderung und ein ganzheitlicher Perspektivwechsel in Richtung Lösung, Vision und Zukunft. Eine humorvolle Haltung kann diese Ziele effizient unterstützen. Das zu Beginn als stressvoll erlebte Problem kann sich so von einer überwindbaren Krise hin in eine, sich im Fluss befindende, machbare Herausforderung mit handhabbarem Ziel verwandeln.

3.6 Das Wandeln zwischen den Zeiten auf dem Lebensfluss

So wie die klassische Hypnose bewegt sich auch die Zeitachse der Lebensflussarbeit auf den drei Ebenen Vergangenheit, Gegenwart und Zukunft mit jeweilig lösungsorientiertem Schwerpunkt.

Die von Erickson entwickelte Crystal-Ball-Technique (vgl. Kap. 2.2.2) stellt die Grundlage für verschiedene Zeitpunkte auf dem Lebensfluss dar. In tiefer Trance lässt Erickson seinen Klienten eine Kristallkugel imaginieren, in der der Klient in seine positive Zukunft blicken kann. Er kann in ihr erkennen, was er demnächst können wird, aber eben jetzt noch nicht kann. Im Lebensfluss entspricht das dem Zeitpunkt *Geschafft*. Dahinter soll der Klient nun noch eine Kristallkugel imaginieren, in der er einen Zeitpunkt sehen kann, an dem er sich quasi nicht mehr erinnern kann, das jetzige Problem jemals gehabt zu haben. Er kann schon darüber schmunzeln: Das ist der Punkt *Futur II* – eine Erfahrung, die jeder kennt, sodass die Klienten darauf zurückgreifen können.

Diese Zeitreisen sind ein natürlicher Prozess, den unser Gehirn permanent durchführt. In der Regel sind wir uns dessen nicht bewusst, oder es läuft ganz automatisch ab, ohne dass wir es wollen. Im Gegenteil: Wir meditieren, um mehr im Hier und Jetzt zu sein, statt in der Vergangenheit zu verweilen oder in die Zukunft zu eilen. Das Unbewusste kennt in dem Sinne keinen Zeitstrang – es wandelt je nach Assoziationen kreuz und quer durch alle Zeiten. Diese Fähigkeit wird wie in der Hypnotherapie auch bei der Lebensflussarbeit genutzt, indem der Klient die Gegenwart und verschiedene Zeitpunkte in der Zukunft teils gleichzeitig erfährt, betrachtet und in sein inneres Erleben integriert.

Auch in die Vergangenheit kann der Klient mit unserer unterstützenden Begleitung reisen, um dort die unterschiedlichsten Ressourcen seines Lebens zu entdecken, um sie in die Gegenwart oder Zukunft zu transportieren und dort zu nutzen. Jeder Klient, der am Lebensfluss wandelt, ist somit in gewisser Weise ein Zeitreisender, der seine Aufenthaltsorte selbstbestimmt wählt und auch schon durch diese simplen Ortswechsel am Lebensfluss eine Art von Selbstwirksamkeit und Handlungsfreiheit erfährt.

3.7 Wirkungen und Metamorphosen der drei wichtigsten Stationen des Lebensflusses

Der Lebensfluss hat drei elementare Stationen – alle weiteren sind abhängig von der Thematik, dem Ziel und natürlich dem Klienten und werden in den entsprechenden Kapiteln des Praxisteils im Einzelnen erläutert (s. Abb. 4).

3.7.1 Das *Jetzt* – die aktuelle Problemsituation in der Metamorphose zur Herausforderung

Das *Jetzt* ist der Moment in der derzeitigen Lebenssituation, in dem der Klient das Seil legt – eben das *Jetzt*! Er sucht sich den Zeitpunkt *Jetzt* in der Regel irgendwo im Verlauf der gelegten Kurve, die die derzeitige Krise symbolisiert. Meist liegt das Symbol in der Mitte oder am Ende dieser Kurve: Der Klient sieht dadurch unabdingbar, dass er selber schon einen Teil des Weges in der Krise geschafft hat, weil das Symbol ja offensichtlich nicht mehr am Beginn der Krise, sprich der Kurve liegt. Diese Wahrnehmung leitet in der Regel schon die erste Veränderung ein und gibt dem Klienten häufig die Hoffnung und die Bestätigung, das Meiste und Schlimmste schon hinter sich zu haben. Zwar spürt der Klient im *Jetzt* die Belastung, die sich aber oftmals durch die Visualisierung des schon gegangenen Weges vom Beginn der Krise hin zum *Jetzt* und des bereits stattgefundenen Prozesses relativiert.

Ist schon vorher ersichtlich, dass die Belastung an dem Zeitpunkt *Jetzt* hoch sein wird, lässt man den Klienten zu Beginn nur sehr kurz dort verweilen oder gar nur aus der Außenperspektive draufschauen. Sollte die Belastung allerdings sehr hoch und die Einladung in die Problemhaltung sehr überwältigend sein, ist es besser, nicht ins *Jetzt*, sondern direkt in die ferne Zukunft, in das *Futur II* zu gehen – zu dem Zeitpunkt, an dem die momentane Krise schon lange überwunden ist und womöglich bereits als gemeisterte Herausforderung verstanden und empfunden wird.[5]

---

5 An dieser Stelle möchte ich darauf hinweisen, dass Peter Nemetschek in seiner Art, das Lebensflussmodell zu nutzen, grundsätzlich als ersten Punkt das *Futur II* oder den *Schmunzelpunkt*, wie er es vornehmlich nennt, ansteuert, um die Kraft der Lösungsvision unmittelbar nutzen zu können (nähere Erläuterungen finden Sie dazu in Kap. 3.8).

3.7.2 Das *Geschafft* – die gelungene Metamorphose zur selbstwirksamen Handlung

In ganz kleinen Schritten geht der Klient nun an seinem Seil, seinem Lebensfluss zu seinem *Geschafft*. Die meisten der Klienten wundern sich über die plötzliche Veränderung, die dort nach wenigen am Seil gegangenen »Schritten« eintritt: Es wird leichter, ein Gefühl von »Ich kann's!« taucht auf, der Körper entspannt sich, er kann wieder atmen, der Brustkorb weitet und der Bauchraum entspannt sich, ein angenehmer spürbarer innerer Raum entsteht, das Sonnengeflecht strömt Wärme aus, der Kontakt zum Boden fühlt sich geerdet an, Hoffnung breitet sich aus. Manchmal sind noch kleine Vibrationen der Krisenkurve wahrnehmbar, aber mit dem tiefen Wissen, die Krise bewältigt zu haben – jedoch eher so, als wenn man einen herausfordernden Geländeritt mit vielen Hindernissen und Wassergräben hinter sich hat und erfolgreich, mit womöglich weichen Knien, im Ziel angekommen ist: ein realistisches Geschafft!!!

3.7.3 Das *Futur II* – die fast schon vergessene Metamorphose der bewältigten Herausforderung

Dieser fantastische Punkt *Futur II* liegt in der fernen Zukunft. Zuerst symbolisiert der Klient ihn auf dem Seil, um sich dann mit kleinen Schritten, vom *Geschafft* ausgehend – das *Futur II* dabei fest fixierend – auf das *Futur II* zuzubewegen. Ist er dort angekommen, bleibt er mit Blick in seine Zukunft stehen, schließt die Augen und spürt mit einer entspannten neugierigen Haltung in sich hinein: Welche Bilder tauchen auf? In welcher Lebenssituation sehe ich mich? Wie fühlt sich mein Körper an? Die Herausforderung von damals ist gefühlt schon so lange her, dass der Klient sie fast vergessen hat – so, wie er auch andere Krisen in seinem Leben bewältigt und integriert hat und derweilen als Ressource betrachten kann, mit dem guten Gefühl, etwas gemeistert zu haben. Womöglich erfüllt es ihn mit Stolz oder Kraft, diese Schritte gegangen zu sein – egal, wie hart es damals war. In der Zukunft steht er jetzt und spürt – mit Blick in seine weitere hoffnungsvolle Zukunft – die Stärke und die fließende Energie seiner Erfahrungen in seinem Rücken. Spätestens hier gelingt in der Regel der erwünschte Stimmungsumschwung, der auf dem Perspektivwechsel basiert.

Im Klienten kann der tiefe Wunsch entstehen, sich weiterzuentwickeln, und die Sehnsucht, sein Ziel zu erreichen, das ihm nun machbar erscheint. Der Körper ist diese Schritte bereits gegangen, er ist »ganz einfach« am Fluss des eigenen Lebens entlanggelaufen – er hat die reale Erfahrung gemacht, an dem Seil seines Lebensflusses in die Zukunft gegangen zu sein. Ein Seil, das Struktur und Halt gibt auf dem sonst so ungewissen Weg in die Zukunft, in die Vision des eigenen Lebens.

3.8 Artenvielfalt und Unterschiede bereichern – Peter Nemetscheks und meine Variante der Lebensflussarbeit

Es gibt mehrere Unterschiede in der Art und Weise, wie Peter Nemetschek und ich die Lebensflussarbeit gestalten. Ich möchte im Folgenden die wichtigsten Aspekte darstellen, die sich aus meiner Sicht unterscheiden.

3.8.1 Die verschiedenen Stationen am Lebensfluss

Der Zeitpunkt der Geburt oder zählt nur die Zeugung?

In der ursprünglichen Variante von Peter Nemetschek wird nur der Zeitpunkt der *Zeugung* benannt (Nemetschek 2006, S. 104). Aus meiner Erfahrung sorgt es für Irritation beim Klienten, wenn man der *Zeugung* so viel Aufmerksamkeit gibt, aber der *Geburt* keinerlei oder wenig Beachtung schenkt. Deshalb nehme ich als Erweiterung den Zeitpunkt der *Geburt* hinzu.

Futur II oder Schmunzelpunkt?
Den Punkt in der fernen Zukunft, an dem der Klient auf die vergangene Bewältigung der Krise entspannt zurückschauen kann, wird von Peter Nemetschek »der Schmunzelpunkt oder Futur II« genannt (Nemetschek 2006, S. 116–119). In meiner Arbeit hat sich stattdessen nur der Begriff *Futur II* entwickelt, weil ich diese Bezeichnung und Schreibweise als abstrakter, futuristischer und auch fantasievoller und somit stimmiger für die Beschreibung der fernen, imaginierten Zukunft empfinde.

Was kommt zuerst – das Jetzt oder das Futur II?
Peter Nemetschek steuert grundsätzlich als ersten Punkt auf der Lebenslinie den »Schmunzelpunkt« an (ebd.), um die Kraft der Lösungsvision unmittelbar nutzen zu können – mit einer, aus meiner Sicht, daraus folgenden sehr starken Fokussierung auf die Lösung, die für ihn elementar ist, um den Klienten aus seiner Problemhaltung herauszuholen und sofort in eine positive Haltung zu bringen, die sich dann wiederum gewinnbringend nutzen lässt, wenn der Klient sich anschließend dem Zeitpunkt *Jetzt* nähert. Dadurch besteht die Chance, dass er das *Jetzt* als viel weniger problematisch erlebt und dass der Umschwung in Richtung positiver Haltung schneller empfunden und womöglich schon zu Beginn mit dem *Jetzt* regelrecht verwoben wird.

Bei meiner Arbeit mit diesem Modell hat es sich allerdings dahingehend entwickelt, dass ich den Klienten sozusagen in seiner momentanen Situation abhole und deshalb in der Regel chronologisch mit dem *Jetzt*, also der aktuellen Krise, die in der Kurve abgebildet ist, starte. Somit ist der erste Zeitpunkt am Lebensfluss, an dem der Klient steht, das *Jetzt*. Er fühlt sich nur ganz kurz ein, um die Problemnetzwerke nicht zu sehr zu intensivieren. (Es ist dann ein wenig wie ein leichter Regenschauer, ohne dass man ganz nass wird wie bei einem Dauerregen ...) Dennoch bekommen sowohl der Klient als auch ich einen Eindruck von der Art der Krise, von ihrer Wucht oder der Belastung, von ihrer Zähigkeit. Oft sind die Klienten sehr überrascht, wie stark sie ihre Krise hier an diesem Seil spüren können. Dadurch verstehen sie häufig ihre Empfindungen und Reaktionen auf die Krise selbst besser und können eher Mitgefühl mit sich selbst entwickeln, statt sich wegen ihrer Schwierigkeiten abzuwerten. Zudem sind sie sofort überzeugt von der Wirkung dieser Methode und spüren in der Regel den darauffolgenden Unterschied zum *Geschafft* umso intensiver.

Aus meiner Erfahrung benötigt es auch eine Würdigung des Leids, eine Annahme und Wertschätzung der Person in ihrem Leiden. Sie dort abzuholen, wo sie steht ... eben im *Jetzt*. So kann sie unmittelbar spüren, dass ich sie und ihre Empfindungen wahrnehme und auch begleite, dass das Leid in diesem therapeutischen Raum »sein darf« – als Station in ihrem Leben. Zudem erfolgt implizit die Erlaubnis, dass sie dieses Leiden auch verlassen darf und eine wohlwollende Begleitung im wahrsten Sinne des Wortes an ihrer Seite hat, die ihr auf dem Weg in die Lösungswelt beisteht und ihr Sicherheit gibt. Das *Geschafft* erlebe ich in der Arbeit am Lebensfluss als äußerst wichtigen Punkt, weil er das Gefühl der Selbstwirksamkeit aufkommen lässt oder verstärkt.

Vom *Jetzt* aus begleite ich den Klienten zur nächsten Station, in sein *Geschafft*, um dann chronologisch zum *Futur II* überzugehen. Somit erlebt der Klient es auch realistischer, er ist den Weg dorthin gegangen, hat ihn Schritt für Schritt erfahren, sodass er die Chance hat, im *Geschafft* und im *Futur II* mehr Realitätsbezug und Bodenhaftung zu erfahren, statt das Gefühl eines Traumbildes zu haben. Ein Prozess hat stattgefunden ... das Risiko des Absturzes sinkt ... der Weg ist das Ziel! Von dort aus nimmt der Klient dann wiederum Kontakt mit dem *Jetzt* auf, sodass die Kraft der positiven Vision nun hier an dieser Stelle genutzt werden kann und sich der Kreis schließt. Die Herausforderung verliert ihren Schrecken, die Zuversicht, sie zu bewältigen, tritt in den Vordergrund.

Natürlich gibt es auch Ausnahmen: Wenn das Leiden des Klienten offensichtlich sehr extrem ist wie bei traumatischen Ereignissen, Todesfällen, schweren Erkrankungen oder wann immer ich als Therapeutin das Gefühl habe, dass das Aktivieren der Belastung, auch wenn es nur kurz ist, zu massiv für den Klienten ist, überspringe ich das *Jetzt* und begleite ihn sofort ins *Futur II*. Es kann auch sein, dass der Klient sich definitiv nicht zu seiner Krise stellen möchte. Dann lasse ich ihn das *Jetzt* entweder von einer Außenperspektive betrachten, um ihn darauffolgend in sein *Geschafft* oder in das *Futur II* zu begleiten – abhängig davon, wohin er zuerst gehen möchte. Die meisten meiner Klienten spüren das sehr gut.

Aus meiner Sicht ist jeder Klient Experte für sich selber und weiß allemal in der Tiefe um seine wirklichen Bedürfnisse. Sowohl ich als Therapeutin als auch diese Methoden sollten sich den Wünschen und Bedürfnissen der Klienten anpassen, damit sie eine maximale Bereicherung oder auch Heilung aus der therapeutischen oder beraterischen Begleitung erfahren. Somit ist auch das Lebensflussmodell eine fließende, flexible Methode, die sich der Lebenslandschaft des Klienten anpasst, und es stehen verschiedene Varianten der Lebensflussarbeit zur Verfügung, die abhängig von den Kontexten ihre eigene Berechtigung haben.

Der Kontaktpunkt – wann hat die hilfreiche und unterstützende Begleitung begonnen?

In meiner Arbeit mit dem Lebensflussmodell nutze ich fast immer den Zeitpunkt des *Kontaktes:* Wann hat der erste Kontakt stattgefunden? Das kann das erste Telefonat bezüglich der Anmeldung sein. Für viele Klienten ist das ein Zeitpunkt, an dem sie aufatmen, weil schon durch die Terminvereinbarung Hoffnungen entstehen und ein Gefühl von bevorstehender Unterstützung auftaucht. Manche Klienten wählen auch den ersten Therapietermin.

Legt man den Lebensfluss, wird oft ein Fortschritt festgestellt, wenn der Klient im Anschluss an den *Kontakt*-Punkt das *Jetzt* legt. Er sieht automatisch die Zeitspanne, die er in seiner Krise schon gegangen ist und nimmt es in der Regel als *Fort-Schritt* wahr. Bei Peter Nemetschek wird diesem Punkt in seinem klassischen Modell nicht so viel Bedeutung beigemessen (Nemetschek 2006, S. 104). Er legt – wie oben beschrieben – den Fokus mehr auf das *Futur II*, wo er beginnt, um dann erst zum *Jetzt* zu gehen. Da ich chronologisch mit dem Lebensfluss arbeite, ergibt sich der Zeitpunkt *Kontakt* automatisch auf dem Weg zum *Futur II*.

3.8.2 Die Aufteilung im Raum

Ich positioniere die Kurve der Krise in der Regel in der Mitte des Seils. Der Zeitraum vor der Krise nimmt ca. 40 %, die Krise ungefähr 20 % und die Zeit in der Zukunft entsprechend auch 40 % ein. Mir ist es wichtig, genügend Raum in der Vergangenheit für Ressourcen zur Verfügung zu haben und die Krise im Verhältnis nicht zu gewaltig wirken zu lassen. Zudem möchte ich dem Klienten den Ausblick auf eine lange Zukunft anbieten.

Bei Peter Nemetschek nimmt die Zeit vom Beginn des Seils bis zur Zeugung ein Drittel der Strecke ein, ebenso ein Drittel von der Zeugung bis zum Jetzt und ein weiteres Drittel vom Jetzt bis zum Ende des Seils (Nemetschek 2006, S. 101). Bei diesen Angaben bezieht er sich auf ein Lebensflussmodell mit einer Familie. Auch bei paar- oder familientherapeutischen Lebensflussarbeiten bleibe ich aus den genannten Gründen ungefähr bei meiner eigenen beschriebenen Einteilung.

3.9 *Wann setze ich das Lebensflussmodell ein und gibt es Kontraindikationen?*

3.9.1 Einsatzmöglichkeiten

Das Modell kann in den verschiedenen Bereichen der Therapie, Beratung oder des Coachings für alle Altersstufen genutzt werden, indem es dem Kontext angepasst wird:

- zu Beginn des beraterischen Prozesses, um Ziele und Visionen zu entwickeln
- während der beraterischen Begleitung, um Hürden oder Krisen zu überwinden und um Ressourcen jeglicher Art zu entwickeln, zu nutzen oder weitere Ziele zu eruieren
- zum Abschluss des Prozesses, um die Erfolge zu visualisieren und zu verdeutlichen.

3.9.2 Kontraindikationen

Echte Kontraindikationen gibt es aus meiner Sicht kaum. Bei akuten Schizophrenien und akuten Psychosen oder schwersten Depressionen würde ich das Modell allerdings nicht einsetzen. Auch bei aktueller massiver Angst- und Paniksymptomatik kann es destabilisierend wirken – hier benötigt der Therapeut viel Erfahrung und Einfühlungsvermögen, um einen stabilen Verlauf zu garantieren (s. Kap. 6.1.2).

4 Eine kleine Zeitreise – Übung zur Selbsterfahrung

Wir lernen spielend leicht, wenn wir eine Erfahrung machen. Aus diesem Grunde möchte ich Sie gerne zu einer kleinen Zeitreise einladen, in die Sie eintauchen dürfen.

Sie benötigen lediglich eine Schnur, einen Bindfaden oder ein Seil, an dem Sie entlanglaufen können, und Zettel oder Symbole, die Sie zu Hause haben, 10 Minuten Zeit – und schon kann Ihre Reise in die Lösungswelt beginnen.

Durch diese Übung werden Sie beim Weiterlesen dieses Buches eine Ahnung haben, wie sich die beschriebenen Prozesse anfühlen. Somit werden Sie das vermittelte Wissen viel gewinnbringender in Ihre Arbeit integrieren können.

Sie wählen einfach eine kleine eigene Herausforderung, die Sie sich mit der Lebensflussarbeit näher anschauen wollen, und entwickeln für dieses Thema eine Lösung in Ihrer Zukunft.

Oder vielleicht möchten Sie sich die Frage stellen, was Ihr Ziel ist, wenn Sie dieses Buch lesen? Wenn Sie möchten, können Sie mit dieser Fragestellung eine kleine Zeitreise hin zu dem Zeitpunkt machen, an dem Sie das Buch gelesen und die Lebensflussarbeit möglicherweise bereits gewinnbringend in Ihre Arbeit integriert haben. Sie können auch eine andere Herausforderung wählen – dann formulieren Sie den Text einfach für sich um.

Sollten Sie also Lust auf diese Erfahrung haben, können Sie folgende kleine Übung ausprobieren:

Legen Sie Ihre Timeline wie auf der Abbildung 5 von der Vergangenheit in die Zukunft (Richtung Fenster oder Tür) – wahrscheinlich auch ganz gerade ohne Kurve, weil es sich ja nicht um eine

Krise, sondern höchstens um eine Herausforderung oder sogar um ein Vergnügen handelt.

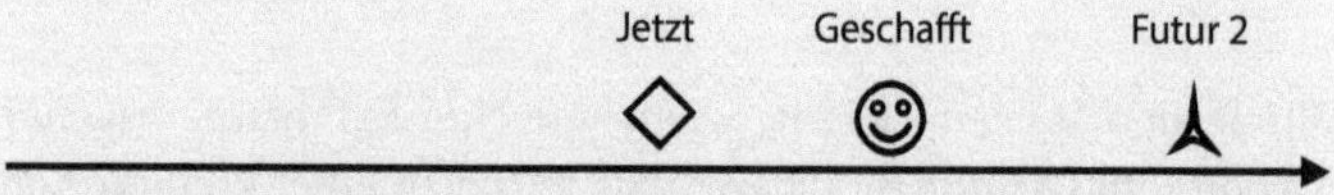

Abb. 5: Anleitung für die Timeline-Arbeit zur Zielfokussierung

Fokussieren Sie sich dann darauf, dieses Buch lesen zu wollen. Suchen Sie sich ein Symbol für diesen Moment oder schreiben es auf einen Zettel und legen es an der Linie an die entsprechende Stelle, das *Jetzt*. Stellen Sie sich dorthin und spüren nach, wie sich Ihr Vorhaben anfühlt. Wie sind Ihre Gefühle, Ihr Körperempfinden, das Erleben Ihres inneren Raumes, wie sind Ihr Atem, Ihre Gedanken, Ihre Bilder oder Ihre Energie? Oder nehmen Sie etwas anderes wahr?

Nun wählen Sie ein Symbol und visualisieren den Zeitpunkt *Geschafft*: Sie haben es geschafft, das Buch zu lesen und vielleicht haben Sie schon Aspekte in Ihre Arbeit integriert. Stellen Sie sich dort hin und spüren Sie Ihr *Geschafft* mit allen Sinnen. Wie sind zu dem Zeitpunkt Ihre Gefühle, Ihr Körperempfinden, Ihr inneres Raumerleben, Ihr Atem, Ihre Gedanken, Ihre Bilder oder Ihre Energie? Wie ist der Unterschied in der Wahrnehmung zum *Jetzt*?

Als Nächstes gehen Sie Schritt für Schritt in Richtung Zukunft zu Ihrem *Futur II*, an dem Sie Ihr Ziel schon längst erreicht haben und das *Jetzt* der Vergangenheit angehört. Sie stellen sich dort mit Blick in die Zukunft, um mit all Ihren Sinnen (Gedanken, Bilder, Gefühle, Körperempfindungen, hören, riechen, Unterschiede ...) wahrzunehmen, was in Ihrem Inneren auftaucht. Wie sind jetzt Ihre Gefühle, Ihr Körperempfinden, Ihr innerer Raum, Ihr Atem, Ihre Gedanken, Ihre Bilder oder Ihre Energie? Wie ist der Unterschied in der Wahrnehmung zum *Jetzt* und zum *Geschafft*?

Es entsteht eine Zukunftsvision. Wenn Sie so weit sind, drehen Sie sich in Richtung Vergangenheit und senden »Ihrem Ich« im *Jetzt* eine hilfreiche Botschaft aus der Zukunft.

Aus verschiedenen Positionen und Perspektiven innerhalb und außerhalb Ihres Lebensflusses können Sie auf das Gesamtbild schauen und es auf sich wirken lassen beziehungsweise auch mehrfach ablaufen.

Wenn Sie möchten, können Sie diese kleine Übung auch mit verschiedenen Themen ausprobieren und es mit dem Ressourcenmodell, die in diesem Buch vorgestellt werden, erweitern (s. auch Kap. 7).

Vielleicht möchten Sie außerdem testen, wie es sich anfühlt, wenn Sie – statt zuerst ins *Geschafft* – gleich zu dem Punkt *Futur II* gehen und erst danach zum *Jetzt* (s. auch Kap. 3.8). So haben Sie die Möglichkeit, Unterschiede oder Ihre Vorlieben zu entdecken.

5 Das Flussbett oder: Basics für die Praxis

In diesem Kapitel finden Sie detailliert die praktischen Grundlagen für die konkrete Anwendung der Lebensflussarbeit.

5.1 *Materialien und zeitlicher Ablauf der Lebensflussarbeit*

5.1.1 Die Materialien

Um eine klassische Lebensflussarbeit mit Seilen zu gestalten, benötigen Sie folgendes Material:

- Es sind mindestens 5 Seile in verschiedenen Farben erforderlich. Die Länge der Seile ist abhängig von der Diagonale des Raumes; 3 bis 6 Meter Länge sind möglich. Die Dicke kann variieren zwischen 10 und – idealerweise – 18 Millimeter für die Seile, die die Lebenslinien symbolisieren. Dünnere Seile sind ebenfalls hilfreich, um anderes zu visualisieren.[6]
- Sie benötigen unterschiedlich großes Papier in verschiedenen Farben und Formen[7] sowie farbige dicke Filzstifte.
- Hilfreich für die Markierungspunkte am Seil sind schöne oder auch kitschige Symbole wie beispielsweise Herzen, Steine, Muscheln, Murmeln oder Stoffblumen.
- Puppen oder Stofftiere, die zum Beispiel abwesende Personen symbolisieren können, sind erweiternde Utensilien.

---

6 Die Seile erhalten Sie beim Reiterbedarf (eher dicke Seile, schöne leuchtende Farben, leicht auf dem Boden formbar und günstig), beim Segelbedarf (dickere Seile, oft auch Muster im Seil) oder im Baumarkt (häufig dünnere, günstige Seile).

7 Hilfreich sind hier DIN-A4-Blätter, da manche Klienten sich die Zettel gerne selbst in die passende Form schneiden, und Moderationskarten in unterschiedlichen Größen, Formen und Farben.

5.1.2 Planung des zeitlichen Ablaufs

Für eine normale Lebensflussarbeit reichen in der Regel 20 bis 50 Minuten aus.

Bei der zusätzlichen Integration von Ressourcen sind eher 50 bis 90 Minuten erforderlich. Die Lebensflussarbeit mit Ressourcen kann man aber auch gut auf zwei Sitzungen aufteilen. In der zweiten Sitzung kann der Lebensfluss beispielsweise anhand eines Fotos rekonstruiert und wiederaufgebaut werden.

5.2 *Der Weg zum* Geschafft

Durch die Markierung der Punkte *Jetzt*, *Geschafft* und *Futur II* werden die Zeitspannen zwischen ihnen begrenzt – dadurch entsteht die Wahrnehmung und Idee, dass die Bewältigung der Krise in einem überschaubaren Zeitrahmen stattfindet.

Es wirkt machbar. Alleine diese sichtbare zeitliche Begrenzung ermutigt den Klienten, sich ein Herz zu fassen und seine Schritte hoffnungsvoller in Richtung Ziel zu gehen.

Hilfreich ist es daher immer, tendenziell eine kurze Strecke vom *Geschafft* zum *Futur II* zu legen. Sollte der Klient selber eine sehr lange Zeitspanne vom *Jetzt* zum *Geschafft* legen, ist es die Aufgabe des Therapeuten, dass er den Klienten dazu einlädt, diesen Zeitraum zu verkürzen.

Aber auch hier liegt es im Ermessen des Klienten, ob er die Einladung annimmt.

5.3 *Eine Reise von 1000 Meilen beginnt mit dem ersten Schritt*

Genauso beginnt auch die eigentliche Reise am Lebensfluss mit dem ersten Schritt …

Dabei sind die Schritte zwischen den einzelnen Zeitpunkten neben den einzelnen Stationen wie dem *Jetzt*, *Geschafft* und *Futur II* des Lebensflusses von elementarer Bedeutung. Der

Klient startet seinen Lösungsweg im *Jetzt* und geht in Minischritten zu seinem *Geschafft*.

Begleitend stellt der Therapeut dem Klienten in stimmigen Momenten folgende Fragen: »Was ist der erste Schritt?«, und ebenso: »Was ist der bedeutendste Schritt?« (s. Kap. 5.4 und Abb. 6). Manchmal ist der erste Schritt auch der bedeutsamste, häufig findet der bedeutsamste Schritt aber auch erst später in Richtung *Geschafft* statt. Oft erscheint der erste Schritt sehr mühsam, denn es ist genau der Schritt, den der Klient nicht gehen zu können glaubt, der ihn blockiert. Dann erscheint es sinnvoll, nach dem bedeutsamsten Schritt zu fragen – also nach einem der Schritte, die dem ersten Schritt folgen. Dieses Vorgehen eröffnet die Möglichkeit, dass trotz der Blockade Bilder von Lösungsschritten entstehen. Mit dieser Vision fällt es wiederum leichter, den ersten Schritt zu bewältigen.

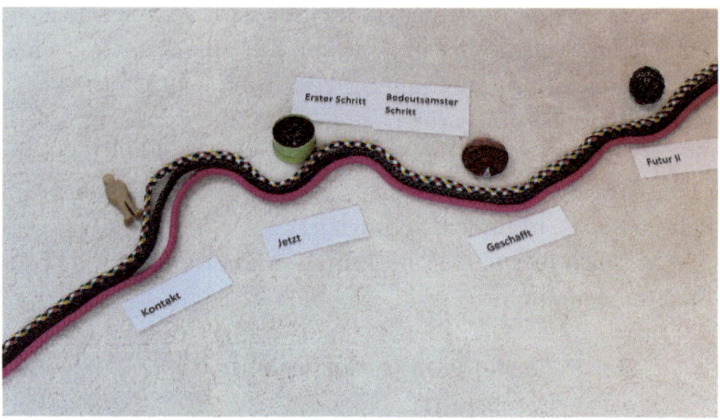

Abb. 6: Der bedeutsamste Schritt am Beispiel der Lebensflüsse einer Familie mit einem Kind

5.4 Der Blick mit der Lupe oder verschiedene Möglichkeiten der Kurvengestaltung

Manchmal ist in der Sitzung, in der das Lebensflussmodell eingeführt wird, nicht ausreichend Zeit, um die Aufmerksamkeit auf die detaillierten Schritte vom *Jetzt* zum *Geschafft* beziehungsweise auf *den bedeutsamsten Schritt* zu richten. Weitere Gründe, sich nicht auf den *bedeutsamsten Schritt* zu konzentrieren, können sein, dass es dem Klienten mit der einfachen Durchführung schon besser geht oder in der nächsten Sitzung eine tiefergehende Ressourcensitzung geplant ist.

Der Blick mit der Lupe kann in jeglicher Form der Lebensflussarbeit eingesetzt werden. Nutzt der Therapeut die Technik beispielsweise in der Familientherapie mit der gesamten Familie, legt jedes Familienmitglied an seinem Seil seinen eigenen *bedeutsamsten Schritt.*

Es existieren verschiedene Möglichkeiten, das Modul *des bedeutsamsten Schritts oder des nächsten Schritts* in der darauffolgenden Sitzung einzuführen.

5.4.1 Wiederaufbau des vorangegangenen Lebensflusses

Der Lebensfluss der letzten Sitzung wird wiederaufgebaut, und der Fokus liegt auf der Erarbeitung des bedeutsamsten Schrittes und der nächsten Schritte. Der Bereich zwischen den Zeitpunkten *Jetzt* und *Geschafft* kann dabei proportional etwas vergrößert gestaltet werden (s. Abb. 7). Im Verhältnis ist die Vergangenheit kleiner dargestellt, die Zukunft hat etwas mehr

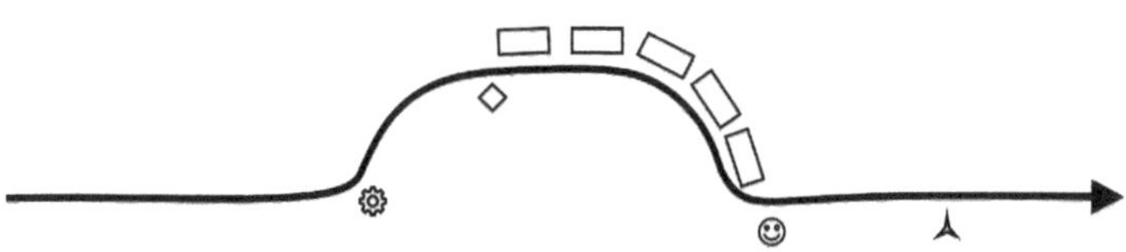

Abb. 7: Der bedeutsamste Schritt, leicht vergrößert, innerhalb des Lebensflussmodells (Legende s. Anhang 2)

Raum, wobei man der Strecke zwischen dem *Jetzt* und dem *Geschafft* sehr viel Platz zur Gestaltung des ersten, des bedeutsamsten Schrittes und der nächsten Schritte gibt.

5.4.2 Der Blick mit der Lupe

Wie mit einer Lupe wird die Kurve der Krise betrachtet und entsprechend groß mit einem Seil, quasi raumfüllend, vom *Kontakt* »Wann hast du hier begonnen?« hin zum *Futur II* gelegt. Dadurch entsteht viel Raum, in dem man die einzelnen Schritte in Richtung Lösungswelt visualisieren und erproben kann. Zur Entwicklung der Schritte können zusätzlich auch Ressourcen jeglicher Art hinzugefügt werden (s. Kap. 7).

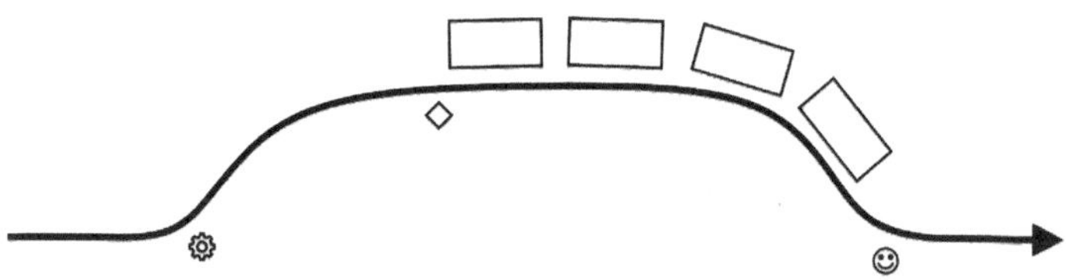

Abb. 8: Der bedeutsamste Schritt, durch die Lupe gesehen, als eigenständiger Ausschnitt des Basislebensflussmodells (Legende s. Anhang 2)

5.4.3 Kombination mit einer Ressourcensitzung

Der bedeutsamste Schritt und *die nächsten Schritte* in Richtung Lösung können auch in einer weiterführenden Lebensflussarbeit mit Ressourcen aus der Vergangenheit kombiniert werden (s. Kap. 7).

5.5 *Das Rauschen am Lebensfluss oder: Welche Worte sind hilfreich?*

Der Therapeut kann den Klienten mit Formulierungen begleiten, die ihn einladen, sich auf die Metapher, den Prozess in Richtung Lösung und die spontan entstehende Alltagstrance einzulassen, um so den Perspektivwechsel und den Stimmungsumschwung zu unterstützen. Die Formulierungen im Folgenden sind Möglichkeiten, die dazu anregen können, die eigenen stimmigen Worte zu finden. Sie lassen sich für alle Varianten des Lebensflussmodells anpassen und nutzen. Zusätzlich finden Sie Illustrationen zur Entwicklung des Modells.

Ich stelle hier die einfachste Variante vor: Das klassische Lebensflussmodell[8] mit nur einem Klienten und lediglich einem Seil ohne weitere Visualisierung des dazugehörigen Bezugssystems.

Der Übersichtlichkeit halber habe ich den Ablauf der Lebensflussarbeit in die verschiedenen Schritte unterteilt. Hier nun der mögliche Wortlaut einer solchen Sitzung, in der der Therapeut dem Klienten ausreichend Zeit für seine inneren Prozesse zur Verfügung stellt:

Einladung und Einstimmung auf die Arbeit mit dem Lebensfluss

Schon die alten Germanen stellten sich vor, dass die Nornen, die Schicksalsgöttinnen, die Lebensfäden der Menschen zu Füßen des Weltenbaumes spinnen. Ebenso sind die Begriffe Lebenslinie, Lebensstrom oder auch Lebensfluss hilfreiche Metaphern. Wir nutzen hier den Begriff des Lebensflusses und visualisieren ihn mithilfe eins Seils ... Schauen Sie, hier sind die Seile, die wir dafür nehmen können.

So, wie unsere Leben sich ganz verschiedenartig gestalten, so können auch Flüsse sehr unterschiedlich sein – mal breit und ganz friedlich fließend, dann wiederum gewaltig und schnell dahinströmen ... Plötzlich gibt es Stauungen, es wird kurvig und eng, enger und enger, immer wilder ... manchmal wechselt das Wasser scheinbar die Richtung, fließt unendlich kurvig, tiefer oder flacher, und womöglich rauscht es unver-

8 Die Bezeichnung »Basismodell oder auch klassisches Modell der Lebensflussarbeit« nutze ich ausschließlich für die Varianten des Lebensflussmodells, die ich in meiner Arbeit für mich weiterentwickelt habe. Es bezeichnet nicht die ursprüngliche Variante von Peter Nemetschek.

mittelt in einem Wasserfall steil bergab, um dann nach einiger Zeit wieder ganz ruhig und gelassen zu fließen …

Das Finden des eigenen Seils

Diese Seile können den Lebensweg, die Lebenslinie, den Lebensfluss darstellen. Welches Seil könnte Ihren Lebensweg symbolisieren? Wählen Sie in aller Ruhe ein Seil aus, das zu Ihrem Leben passt. Welche Farbe spricht Sie an?

Die Gestaltung des Lebensflusses

Wir legen das Seil auf den Boden und bilden dadurch einen Ausschnitt aus Ihrem Leben ab – von der Vergangenheit ausgehend bis in die Zukunft hinein. Ist es okay, wenn wir hier mit der Vergangenheit starten? Dann wäre am Beginn des Seils ihre *Zeugung* – der Moment, in dem Sie angefangen haben, zu existieren (s. Abb. 9).

Wäre es auch in Ordnung für Sie, dass wir die Zukunft Richtung Fenster legen? Dann haben Sie einen schönen Ausblick in die Zukunft mit Weite und Perspektive, mit Licht und grünen Pflanzen. Oder lieber in eine andere Richtung? Richtung Tür?

Sie können das Seil jederzeit korrigieren – es ist Ihr Lebensfluss und das Bild, welches entsteht, soll für Sie stimmig sein, das ist das Wichtigste – egal, was ich Ihnen vorschlage …

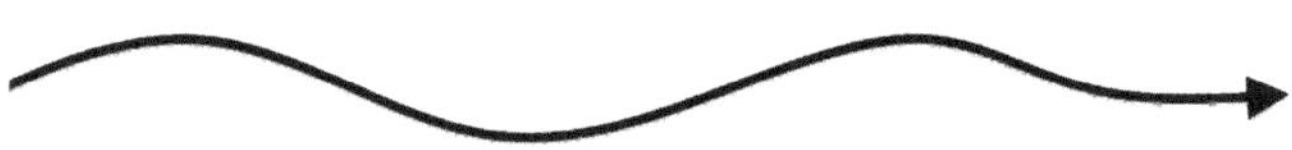

Abb. 9: Der Beginn der Lebensflussarbeit: Das eigene Seil wird von der Vergangenheit (links) Richtung Zukunft (rechts) gelegt.

***Zeugung* und *Geburt* als Beginn**

Wir starten nun mit Ihrer *Zeugung* (s. Abb. 10). Suchen Sie sich ein Symbol, das passend ist für den Moment, in dem der Grundstein für Ihr Leben auf dieser Erde gelegt worden ist. Nehmen Sie sich all die Zeit, die Sie brauchen, um etwas zu finden, das für Sie stimmig ist – das ist das Wichtigste ... Nun legen Sie das Symbol an den Beginn des Seils – schauen Sie, ob Sie es auf oder neben dem Seil positionieren wollen. Stimmig? Sonst verändern Sie es noch mal ... Gut.

Jetzt wählen Sie ein Symbol für den Zeitpunkt Ihrer Geburt und legen es an Ihrem Lebensfluss an die passende Stelle. Prima.

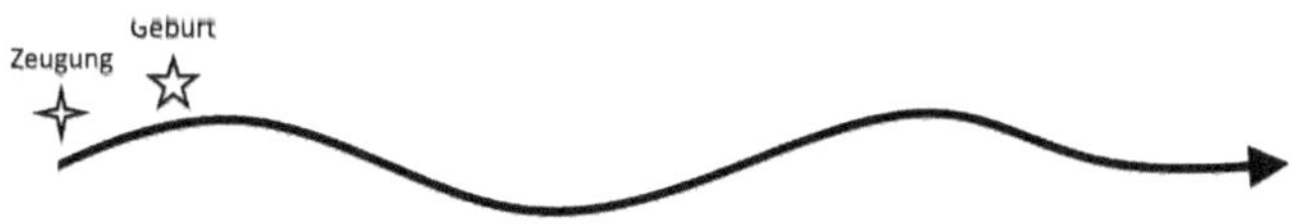

Abb. 10: Die Zeitpunkte Zeugung und Geburt werden am Lebensfluss symbolisiert

Meisterschaft der Herausforderungen

Und danach kommt all die Zeit, in der Sie unendlich viel gelernt haben – womöglich, ohne es bewusst zu bemerken: essen gelernt, laufen gelernt, Dreirad, Roller, Rad fahren gelernt ... der Kindergarten und die Schule ... lesen gelernt ... Buchstaben erkennen ... wissen, dass das große P den Bauch oben hat und das kleine p den Bauch weiter unten ... kleine und große Krisen gemeistert ... alle Herausforderungen gemeistert ... erwachsen geworden ... das Leben bis heute schon gelebt mit all seinen schönen und liebenswerten Facetten und den Herausforderungen, an denen man wachsen kann ... bis heute ...

Die derzeitige Krise in Form einer Kurve

Und so wie bei einem Fluss gibt es auch in Ihrem Lebensfluss Kurven. Nämlich die Krisen, die Sie bisher schon bewältigt haben, oder Ihre jetzige Herausforderung. Krisen können wir als kleine oder große Kurven mit dem Seil darstellen. An welcher Stelle des Seils würden Sie Ihre Krise positionieren – die Krise, wegen der Sie hierher zur Beratung gekommen sind und für die Sie heute einen möglichen Lösungsweg finden wollen (s. Abb. 11)?

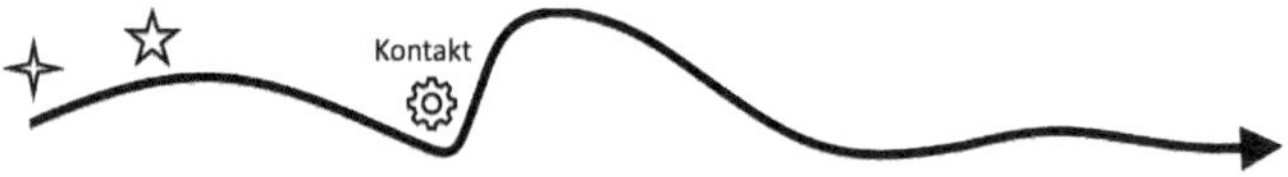

Abb. 11: Der Beginn des therapeutischen Kontakts

Wenn der Klient die Position der Krise zeigt, formt der Therapeut modellhaft eine Kurve für diese Krise.

So, wie das Wasser eines Flusses sich manchmal staut, so geht es uns auch ... dass wir nicht um die Kurve gucken können, wir hängen fest ... und nehmen wenig anderes wahr. Wir sehen nicht mehr, was es vorher an Schönem gab, und erkennen auch nicht, dass die Zukunft uns vieles zu bieten hat ... Nun können Sie Ihre Krise formen – schauen Sie, welche Form und Größe angemessen ist und legen Sie sie nach Ihrem Empfinden ... Gut. Und als Nächstes markieren Sie bitte vor oder in der Kurve den Zeitpunkt, an dem Sie *Kontakt* mit mir aufgenommen haben, um sich Unterstützung zu holen ... Sehr gut (s. Abb. 11).

Wahrnehmen des Zeitpunktes *Jetzt*

Das Jetzt, also den heutigen Tag, Ihre momentane herausfordernde Situation, können Sie nun auf dem Seil an der Kurve symbolisieren ... (s. Abb. 12). Wenn Sie mögen, können Sie sich kurz ins Jetzt stellen. Sollte es Ihnen zu anstrengend erscheinen, bleiben Sie einfach im Außen stehen und sagen mir, wenn Sie zum nächsten Schritt in Richtung Lösung gehen möchten. Wenn Sie mir etwas zu Ihren inneren Prozessen sagen möchten, können Sie das gerne tun. Sollten Sie es lieber nur im Inneren wirken lassen, ist auch das eine gute Möglichkeit. Handhaben Sie es so, wie es für Sie stimmig ist ... Nur falls es Ihnen mit etwas gar nicht gut gehen sollte, bitte ich Sie, es mir mitzuteilen, damit ich Sie unterstützen kann. Wichtig ist hier in diesem Prozess, dass Sie sich möglichst wohlfühlen!

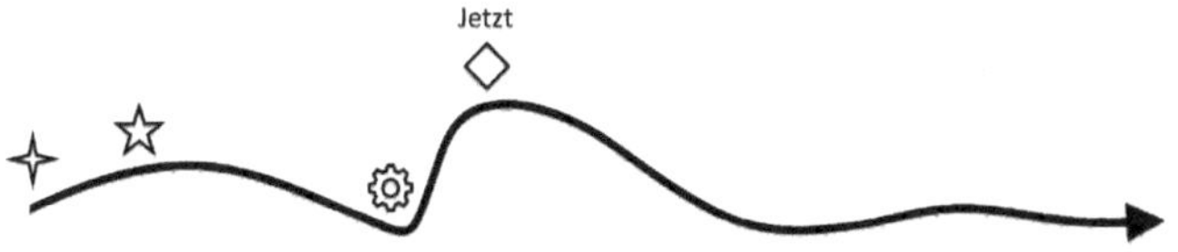

Abb. 12: Der Zeitpunkt Jetzt am Lebensfluss

Gestaltung des Zeitpunktes *Geschafft*

So, wie auch der Fluss wieder gemächlich und entspannt dahinfließen wird, so werden Sie auch diese Kurve hinter sich lassen. Stellen Sie sich vor, Sie haben diese Krise gemeistert, die Herausforderung bewältigt, Sie haben es geschafft ... brauchen die Beratung hier womöglich gar nicht mehr ... Wenn Sie dieses *Geschafft* an Ihrem Lebensfluss symbolisieren möchten – wo an Ihrer Zeitlinie wird dieser Punkt sein (s. Abb. 13)? Suchen Sie sich ein Symbol und positionieren es am Seil. Nun können Sie in ganz klitzekleinen Schritten dorthin gehen, spüren den Weg und lassen nachklingen, wie es ist, dort anzukommen – in Ihrem *Geschafft*.

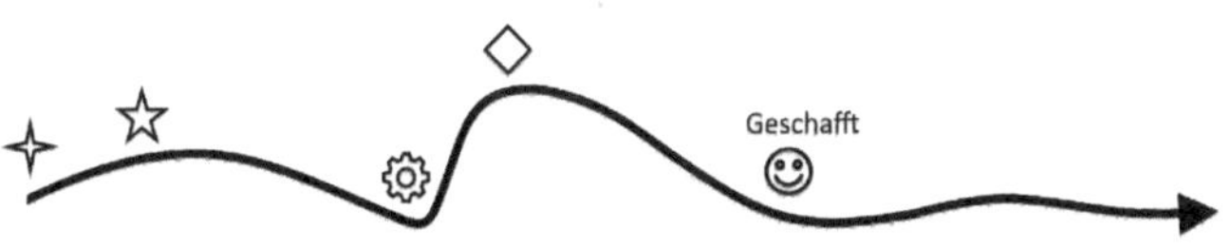

Abb. 13: Der Zeitpunkt Geschafft am Lebensfluss (Legende s. Anhang 2)

Vielleicht möchten Sie die Augen schließen und können neugierig einfach nur wahrnehmen, welche Bilder, Körperempfindungen, Gefühle oder Sinneswahrnehmungen auftauchen ... und womöglich können Sie es genießen, in Ihrem ganz persönlichen *Geschafft* zu stehen, den Weg dorthin mit Leichtigkeit gegangen zu sein ... Nehmen Sie sich all die Zeit, die Sie brauchen ... Möchten Sie von Ihren Wahrnehmungen berichten?

Auf dem Weg zum *Futur II*

Wir kennen es alle … eine Krise ist lange, lange her … und irgendwann können wir sie meist entspannt betrachten … Wir wissen, es war wirklich schlimm, aber jetzt ist es vorbei … Wir haben die Herausforderung gemeistert und sind daran gewachsen … Kennen Sie das auch? Ja …? Und stellen Sie sich einfach vor, dass dieser natürliche Prozess auch hier stattfindet.

Irgendwann in der nahen oder fernen Zukunft wird der Punkt kommen, an dem Sie sich an diese Zeit erinnern und womöglich sogar an die positiven Aspekte dieser Krise – etwas, was Sie damals noch nicht wussten oder einfach nicht wahrgenommen haben … Schauen Sie mal, wo auf Ihrer Zeitlinie dieser Punkt sein wird, und legen Sie ein Symbol dorthin … (s. Abb. 14). Und nun schauen Sie von Ihrem *Geschafft* auf diesen Zeitpunkt, an dem das alles so weit weg, fast schon vergessen sein wird … Der Zeitpunkt, der *Futur II* heißt – die gefühlt fernere Zukunft.

Nun gehen Sie wieder in klitzekleinen … Schritten … Schritt … für … Schritt, Ihren Weg in Richtung Zukunft, in Ihre Zukunft, wo Sie all das hinter sich lassen können … bis hin zu diesem Punkt *Futur II*, um dort mit Blick in die Zukunft nachzuspüren. Wenn Sie mögen, können Sie die Augen schließen und neugierig sein, welche Bilder auftauchen … Vielleicht sitzen Sie auf einer Bank vorm Haus und genießen die Abendsonne oder Sie machen etwas ganz anderes … Spüren Sie nach, was in Ihrem Inneren auftaucht, welche Empfindungen, Körperwahrnehmungen, Bilder, Gedanken oder auch Sinneswahrnehmungen … lassen Sie alles geschehen, einfach nur neugierig sein, was auftaucht … Nehmen Sie sich auch hier den Raum, den Sie brauchen … Möchten Sie erzählen, was aufgetaucht ist?

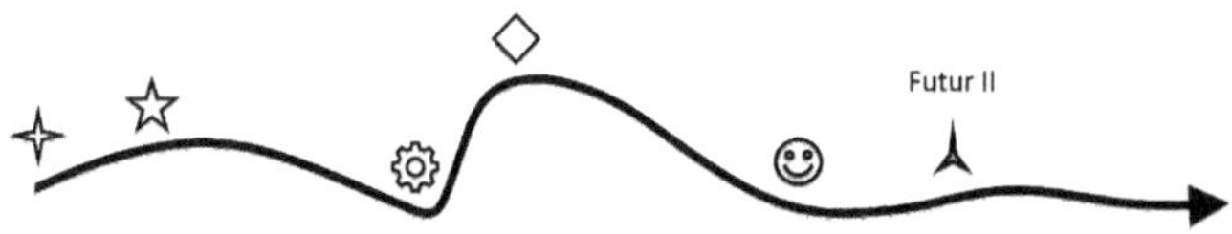

Abb. 14: Der Zeitpunkt Futur II am Lebensfluss (Legende s. Anhang)

Eine hoffnungsvolle Botschaft aus der Zukunft

Nun können Sie sich umdrehen und die Vergangenheit mit diesem entspannenden Abstand betrachten. Und auch da nehmen Sie sich die Zeit, die Sie brauchen ... Wie wirkt es jetzt? Gibt es einen Unterschied zu vorher? Wenn Sie nun auf das *Jetzt* in der Vergangenheit schauen: Welchen Tipp können Sie Ihrem jüngeren Ich, welches gerade diese Herausforderung im *Jetzt* meistert, aus der Zukunft geben? ... Möchten Sie erzählen, welche Botschaft Sie Ihrem jüngeren Ich senden? ... Wenn Sie mögen, können Sie diesen Tipp auf einen Zettel schreiben und ihn ins *Jetzt* legen.

Zurück im *Jetzt*

Wenn Sie so weit sind, können Sie wieder ins *Jetzt* gehen und dort nachspüren, wie sich dieser Tipp aus der Reise in Ihre Zukunft anfühlt und ob es nach dieser erfolgreichen Reise eine Veränderung gibt. Nehmen Sie sich so viel Zeit, wie Sie brauchen ... Wenn Sie möchten, können Sie es erzählen.

Der bedeutsamste Schritt

Nun wissen Sie in der Tiefe, dass Sie diese Herausforderung meistern werden. Sie sind den Weg schon gegangen. Wenn Sie jetzt zum *Geschafft* schauen: Was ist *der bedeutsamste Schritt* dorthin (s. Abb. 15)? Ist es der erste Schritt oder ist es ein nachfolgender?

Was ist der wichtigste Schritt zum *Geschafft*? Gehen Sie es ruhig ein paar Mal ganz langsam ab – wie in Zeitlupe, gehen Sie die Strecke vom *Jetzt* zum *Geschafft* ... Schritt ... für ... Schritt ..., um genau diesen Moment zu entdecken, der den bedeutsamsten Schritt darstellt. Nehmen Sie sich Zeit für diesen Prozess. Sollten Sie Unterstützung brauchen ... ich bin da ...

Nehmen Sie diese Stelle wie in Zeitlupe wahr. Was sehen Sie dort? Was hören Sie? Was empfinden Sie? Wie fühlt sich Ihr Körper an? Welche Bilder entstehen? Welche Erinnerungen, die Kraft geben können, tauchen auf? Welche Gefühle entstehen? Was ist das erste kleinste Anzeichen, dass es Richtung *Geschafft* läuft?

Möchten sie Ihren bedeutsamsten oder auch den ersten Schritt auf einen Zettel schreiben und diesen an die entsprechenden Stellen Ihres Lebensflusses legen?

Nun können Sie den Weg vom *Jetzt* zum *Geschafft* noch einige Male in aller Ruhe abgehen. Sie können innere Bilder entstehen lassen und neugierig sein, welche weiteren Ideen in Richtung Lösung auftauchen.

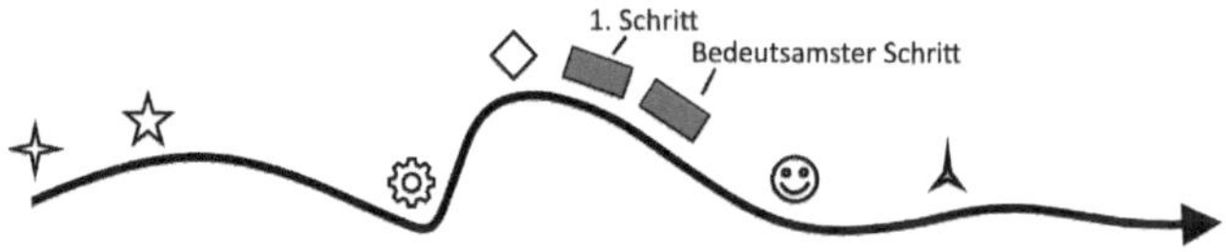

Abb. 15: Der bedeutsamste Schritt am Lebensfluss (Legende s. Anhang 2)

Integration aller Zeitpunkte des Lösungsweges

Wenn Sie mögen, können Sie nun alle visualisierten Zeitpunkte am Lebensfluss vom *Kontakt* »Wann habe ich hier begonnen?« bis hin zur fernen Zukunft *Futur II* noch einmal abgehen und sich einfach erlauben, den Veränderungsprozessen nachzuspüren und die Entwicklung in der Tiefe zu verankern, sich erlauben, Ihren Weg zu spüren und als zukunftweisend zu erleben.

Die Außenperspektive

Zum Abschluss möchte ich Sie einladen, einmal den gesamten Prozess von außen zu betrachten. Suchen Sie sich eine Position im Raum, von der aus Sie Ihren Lebensfluss betrachten möchten, und nehmen Sie sich dafür Ihre Zeit. Wenn Sie möchten, können Sie auch noch mal andere Positionen einnehmen … Mögen Sie Ihren Lebensfluss nochmals ablaufen? Vielleicht vom Zeitpunkt der Zeugung an oder ausgehend von einem anderen Zeitpunkt? Brauchen Sie noch etwas?

Die abschließende Betrachtung

Möchten Sie erzählen, wie es Ihnen mit diesem Lösungsprozess gegangen ist? Gibt es Unterschiede in Ihrer Wahrnehmung oder Bewertung der jetzigen Herausforderung oder bezüglich Ihrer Zuversicht?

5.6 Die Proportionen der Lebensflusslandschaft im Raum

Es ist hilfreich, den Lebensfluss einer Person oder auch die Lebensflusslandschaft eines Bezugssystems in drei Bereiche zu unterteilen (s. Abb. 16). Beim Legen des Seils lade ich den Klienten ein, die Kurve, die die derzeitige Krise darstellt, etwa in die Mitte des Seils zu legen. Dabei muss es sich nicht um eine realistische Abbildung der Zeit handeln. Das Unbewusste des Klienten ist bei der zeitlichen Darstellung des eigenen Lebens in der Regel sehr flexibel. Meist ergibt sich dadurch eine Gestaltung der drei verschieden langen Zeitspannen, wie sie Abb. 16 zeigt.

Diese dreiteilige Aufgliederung ist unabhängig vom Anfangszeitpunkt des individuellen Lebensflusses oder der Lebensflusslandschaft: Es kann sich dabei um die Zeugung des Klienten, um einen beliebigen, vom Klienten gewählten Ausschnitt seiner Vergangenheit oder auch bei einem dargestellten Familiensystem um die Geburt der Eltern handeln.

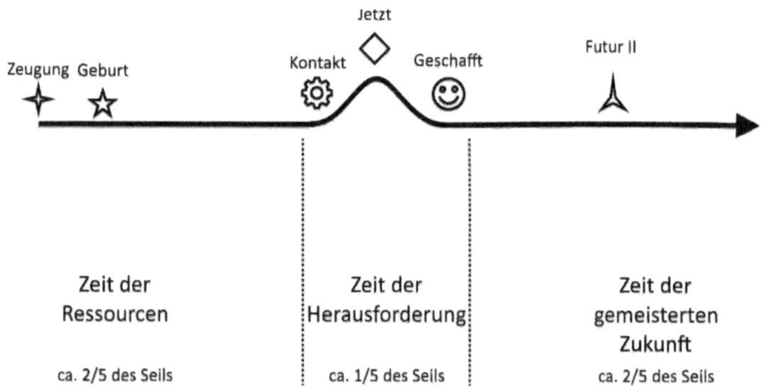

Abb. 16: Die Proportionen des Lebensflusses

5.6.1 Die Zeit der Ressourcen

Die erste Zeitspanne reicht vom Anfang des Seils bis zum Beginn der als Kurve dargestellten Krise und umfasst ⅖ der Strecke. Dieser Raum in der Vergangenheit ist nötig, um dort Ressourcen finden zu können, die in Gegenwart und Zukunft transportiert und dort genutzt werden.

5.6.2 Die Zeit der Herausforderung

Die zweite Zeitspanne startet beim Beginn der Krise, endet bei dem Zeitpunkt *Geschafft* und nimmt ⅕ des Seils in Anspruch. In diesem Bereich finden die wichtigen Lösungs- und Entwicklungsschritte der gegenwärtigen Herausforderung statt. Sie steht im Fokus, und deshalb darf dieser Zeitabschnitt auch mehr Raum einnehmen, als es vom zeitlichen Ablauf her realistisch wäre.

5.6.3 Die Zeit der gemeisterten Zukunft

Die dritte Zeitspanne beginnt beim *Geschafft,* geht über das *Futur II* bis zum Ende des Seils in die weitere Zukunft des Klienten und stellt wiederum ⅖ der Strecke dar. Dieser dritte

Bereich eröffnet die Aussicht auf eine noch lang andauernde Zukunft. Falls das noch verbleibende Seil dem Klienten zu kurz erscheint und es ihn in Hinblick auf seine Zukunft beunruhigt, ist es günstig, ein weiteres Seil an das Seil des Klienten anzulegen, um es so zu verlängern. (Sollte das Seil kurz nach dem Zeitpunkt *Futur II* enden, könnte bei dem Klienten die Aussicht auf einen baldigen Tod impliziert werden, was bei einer Trancearbeit wenig hilfreich erscheint.)

Bei der Aufteilung der drei Bereiche sind die individuellen Wünsche und Bedürfnisse des Klienten entscheidend. Hat der Klient beispielsweise in der Kindheit massive Traumata erlitten, so kann es absolut kontraproduktiv sein, die Zeitspanne zu legen, in der die traumatischen Erlebnisse stattgefunden haben (s. auch Kap. 13.1). Hilfreicher ist es in so einem Fall oftmals, den Klienten zu fragen, zu welchem Zeitpunkt er beginnen möchte, seinen Lebensfluss zu legen. Somit ist die Wahrscheinlichkeit viel höher, dass es sich wirklich zu einer Ressourcenarbeit entwickelt, die den Klienten stärkt und Zuversicht sowie Hoffnung sät. Dann kann es sein, dass der Lebensfluss vor der Kurve, die eigentlich im Zentrum des Seils liegen würde, nur ein Zehntel der gesamten Länge beträgt. Es gilt immer, dass der Klient sich wohlfühlt – unabhängig von sämtlichen Vorgaben. Diese dienen im Grunde nur dazu, das Modell zu erlernen, um später mit den unterschiedlichsten Variationsmöglichkeiten der Lebensflussarbeit jonglieren zu können.

6 Variationen des klassischen Lebensflussmodells

In diesem Kapitel geht es um zwei Varianten der klassischen Lebensflussarbeit.[9]

Dabei handelt es sich zum einen um die Lebensflussarbeit mit einem Klienten und einem Seil und zum anderen um die Lebensflussarbeit mit einem Klienten und verschiedenen Seilen für sein Bezugssystem. Es kann an unterschiedlichste Kontexte und Symptome in Coaching-, Beratungs- oder Therapiekontexten für Erwachsene, Kinder und Jugendliche, Paare und Familien angepasst werden. Fallbeispiele und Selbsterfahrungsberichte erläutern und illustrieren zusätzlich die Sichtweise von Klienten.

6.1 Die Lebensflussarbeit mit einem Klienten und einem Seil

Hierbei handelt es sich um das einfachste Modell, bei dem das Familiensystem nicht visualisiert wird, sondern der Klient nur seinen eigenen Lebensfluss legt (Keweloh 2016a u. 2017a). Die Details einer möglichen therapeutischen Sprache wurden anhand dieses Modells in dem Kapitel 5.5 bereits ausführlich beschrieben. Dort finden Sie auch die entsprechenden Abbildungen Nr. 9–15 zur Entwicklung des Modells.

9 Die Bezeichnung »Basismodell oder auch klassisches Modell der Lebensflussarbeit« nutze ich ausschließlich für die Varianten des Lebensflussmodells, die ich in meiner Arbeit für mich weiterentwickelt habe. Es bezeichnet nicht die ursprüngliche Variante von Peter Nemetschek.

6.1.1 Der Ablauf des einfachsten Lebensflussmodells

Abhängig von der Beziehung zwischen Therapeut und Klient und deren Nähe-Distanz-Verhalten befindet sich der Therapeut während des Prozesses körperlich relativ nahe neben dem Klienten, quasi parallel zu ihm die Stationen am Lebensfluss durchlaufend, oder er begleitet ihn mit etwas Abstand.

Die Basistechnik hat zusammengefasst folgenden Ablauf:

Der Klient legt das Seil als seinen Lebensfluss und gestaltet daraufhin die Krise als Kurve. Die Größe und Form der Krise bestimmt er selbst. Der Therapeut kann ihn jedoch einladen, die Größe der Kurve in Relation zur gesamten Zeitlinie zu legen.

Im Anschluss legt der Klient unterschiedliche Symbole für die entsprechenden Zeitpunkte am Seil in dieser Reihenfolge: Er startet mit dem *Kontakt* (»Wann haben Sie hier den Termin vereinbart beziehungsweise mit der Beratung begonnen?«), um den Zeitpunkt *Jetzt* (der momentane Zeitpunkt) folgen zu lassen. Darauf gestaltet er das *Geschafft* (»Wann haben Sie es geschafft, das Problem, weswegen Sie gekommen sind, zu lösen?«).

Der Klient stellt sich nun mit Blick in die Zukunft chronologisch nacheinander an die Markierungen *Kontakt, Jetzt* und *Geschafft* und spürt mit allen Sinnen (Gedanken, Bilder, Gefühle, Körperempfindungen, Sinneswahrnehmungen, Unterschiede ...) und berichtet dann kurz über seine Wahrnehmungen.

Anschließend markiert er *Futur II* (die Krise ist schon längst überwunden) (s. Abb. 17). Auch dort spürt der Klient mit allen Sinnen nach und teilt es kurz mit. Es entsteht eine Zukunftsvision.

Der Klient dreht sich in Richtung *Jetzt* und sendet »dem Ich in der Gegenwart« eine hilfreiche Botschaft aus der Zukunft. Die Botschaft wird gegebenenfalls auf einen Zettel geschrieben und im *Jetzt* positioniert.

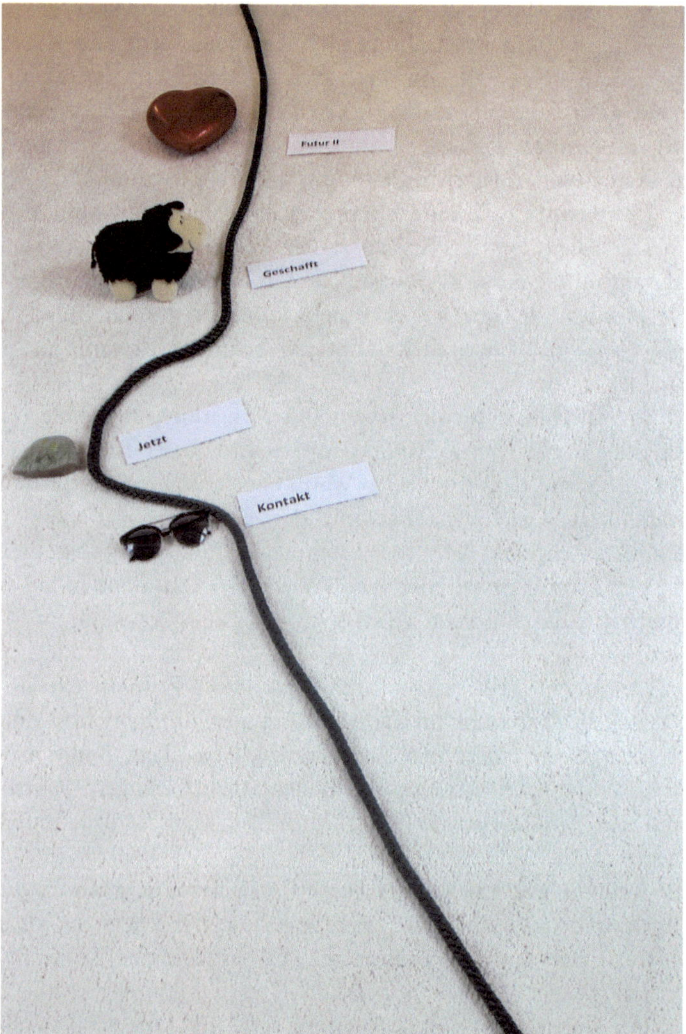

Abb. 17: Der Lebensfluss eines Klienten, von der Vergangenheit aus in Richtung Zukunft betrachtet

Der Klient geht zurück ins *Jetzt* und spürt dort nach, wie sich dieser Rat aus der Zukunft und die Auswirkungen der Reise hin zu seiner persönlichen Lösungswelt anfühlen und welche Veränderungen dadurch in der Wahrnehmung der Herausforderung entstehen.

Die Frage nach dem *bedeutsamsten Schritt,* den er entwickeln und gehen muss, um diese Herausforderung zu meistern, steht als Nächstes im Fokus.

Nun kann man alle visualisierten Zeitpunkte des Lebensflusses noch einmal ablaufen oder von außen betrachten, um den Veränderungsprozessen nachzuspüren und die Entwicklung in der Tiefe zu verankern.

Abschließend kann der Klient über den Lösungsprozess berichten.

6.1.2 Fallbeispiele für die Arbeit mit dem Lebensflussmodell

Einige meiner Klientinnen und Klienten haben freundlicherweise offen über ihre Erfahrungen mit der Lebensflussarbeit geschrieben. So können Sie als Leserin oder Leser einen besseren Eindruck von den Wirkungsmöglichkeiten dieser Methode gewinnen.

Fallbeispiel Nr. 1

Nach dem ICD-10[10] zeigt der Klient derzeit das Bild einer Bulimia nervosa und einer rezidivierenden depressiven Störung, gegenwärtig eine mittelgradige Episode bei einer ausgeprägt ängstlich-vermeidenden Persönlichkeitsakzentuierung. Die Lebensflussarbeit habe ich erst im späteren Verlauf der Therapie eingesetzt, als der Klient sich aufgrund verschiedener belastender Lebensereignisse in einer Krise befand. Er hatte seine Stelle in einem Büro nach nur einem Jahr aufgrund von Schwierig-

10 ICD-10 Kapitel V (F), »Internationale Klassifikation psychischer Störungen«.

keiten mit seinem Chef verloren, und es war noch keine neue in Aussicht. Er litt aufgrund einer nur kurz zurückliegenden Mandeloperation unter starken Schmerzen, und zudem setzten ihn seine Eltern psychisch massiv unter Druck. Außerdem gab es in seiner langjährigen Beziehung, die ihn in der Regel sehr stabilisierte, eine Krise, die die Existenz der Beziehung bedrohte und ihn sehr verunsicherte.

Der Klient legte – wie oben beschrieben – seine Krise(n) mithilfe des Seils und entwickelte auch seine eigene Lösungsvision. Die Arbeit mit dem Lebensfluss erstaunte den Klienten sehr. Zum einen wurde ihm klar, welche Herausforderungen er in der Vergangenheit schon gemeistert hatte, und zum anderen wurde deutlich, dass er auch diese Krise in absehbarer Zeit hinter sich gelassen haben wird. Nach der 50-minütigen Sitzung erschien er sehr zuversichtlich. Diese Zuversicht trug ihn durch die nächsten Wochen, sodass er alle Herausforderungen überwinden konnte, wie er es im *Geschafft* seines Lebensflusses zuvor gestaltet hatte.

Der Klient schrieb nach der Sitzung Folgendes dazu:

Fluss des Lebens

Die visuelle Übersicht des eigenen Lebens kann sogar einem, der sich mit der Vergangenheit sehr viel beschäftigt hat, die Augen öffnen. Eine einfache Darstellung der bisherigen Lebenshürden, des Höhepunktes einer schlimmen Krise und vor allem die positiven Zukunftsmöglichkeiten sind manchmal besser mit einem gewissen Abstand zu betrachten, um die eigene Zuversicht zu erkennen.

Michael, 19 Jahre

Fallbeispiel Nr. 2

Der 30-jährige Klient ist aufgrund einer Angstsymptomatik mit dahinterliegenden traumatischen Erfahrungen in therapeutischer Begleitung. Die Therapeutin setzt die Lebensflussarbeit ein, um eine Stärkung vor der anstehenden Traumatherapie mit EMDR[11] zu erreichen.

Der Klient schrieb nach der Sitzung Folgendes:

Im Zuge der Lebensflussarbeit ist für mich vieles sehr schnell klar und offensichtlich geworden. Mit der lebhaften, aktivierenden Methode fiel es mir leicht, Dinge, Umstände und Themen zu benennen, die mir vorher wenig greifbar und sehr diffus erschienen. Durch die Visualisierung von einzelnen Meilensteinen konnte ich die Schritte, die mich von heute zu meiner individuellen Problemlösung führen, deutlich vor mir sehen. Ich konnte mich problemlos in die gegenwärtige Situation sowie in die Phase der Zielerreichung einfühlen. Mit meinem persönlichen Ziel und meinen Ressourcen vor Augen fühlte ich mich stark, voller Energie und Hoffnung, dieses Ziel bald zu erreichen. Mit meinen »guten Tipps aus der Zukunft« (mach weiter so, bleib hartnäckig, hab Geduld, es lohnt sich) befinde ich mich auf dem richtigen Weg und habe die Gewissheit, dass sich die harte Arbeit an der Problemlösung sehr wohl lohnen wird – und das fühlt sich richtig gut an. Wenn ich aus der Zukunft auf das Heute und die dahinterliegende Vergangenheit zurückblicke, empfinde ich Stolz auf mich und auf das, was ich bisher schon alles geleistet habe. Außerdem ist da Dankbarkeit für alle meine Ressourcen – unter anderem auch die genetisch bedingten beziehungsweise die mir von zu Hause mit auf den Weg gegeben worden sind, und die auf den ersten Blick nicht unbedingt als hilfreich zu erkennen waren. Bei allen Unsicherheiten, die ich noch habe, wenn ich an meine zukünftigen Entwicklungen denke, überwiegt alles in allem die Zuversicht und das positive Gefühl, das Vergangene nicht weiter zu vermissen und es gut loslassen zu können.

11 EMDR: Eye Movement Desensitization and Reprocessing.

Fallbeispiel Nr. 3

Die 50-jährige Klientin hatte vor einem Jahr eine akute polymorphe psychotische Störung mit den Symptomen einer Schizophrenie bekommen, die sie sehr geängstigt hatte. Der Verlauf der Psychose war sehr positiv, und die Klientin ist stabil und nimmt mittlerweile keine Medikamente mehr. Die Lebensflussarbeit diente der Stabilisierung und der Integration des psychotischen Erlebens und fand ca. vier Wochen nach Absetzen der Medikamente statt (s. Kap. 3.9).

Die Klientin beschrieb die Sitzung folgendermaßen:

Als ich das Seil mit der visualisierten Krise betrachtete, fiel mir zum ersten Mal auf, wie plötzlich diese eigentlich gekommen war. Ihr steiler Anstieg am Anfang zeigt dies sehr deutlich. Im Gegensatz dazu stand ihr langsam abfallender Berghang, an dessen Ende ich meinen momentanen Zeitabschnitt mit einer Blume symbolisierte. Neben dieser Blume stehend empfand ich große Erleichterung, die Krise war vorbei, und ich hatte sie überstanden (das Jetzt*). Gleichzeitig jedoch wirkte dieser Berghügel in meinem Rücken einschüchternd. Unsicherheit machte sich breit, und ich empfand etwas Angst. Ich befand mich wieder auf festem Boden, jedoch hatte ich diesen vor Kurzem aus heiterem Himmel verloren. Was, wenn dies wieder geschehen sollte? Nun machte ich einen Schritt nach vorne an die Blume, welche die Zukunft nach erfolgreich abgeschlossener Therapie symbolisierte (das* Geschafft*). Schlagartig verschwanden Unsicherheit und Angst. Am Zeitpunkt* Geschafft *war schon einige Zeit vergangen ohne eine weitere Krise. Es fühlte sich fester verwurzelt an. Das Gefühl der Sicherheit war zurückgekehrt. Ich empfand die Freude so groß, dass ich kurzzeitig damit kämpfte, die Tränen zu unterdrücken. In mir lösten sich Verspannungen und ich fühlte mich leichter. Als Nächstes stellte ich mich neben den Stein, der die ferne Zukunft symbolisierte (das* Futur II*). Hier fühlte ich mich sofort wohl. Ich blickte zurück. Von diesem Standpunkt aus war alles gar nicht mehr schlimm oder bedrohlich. Die Vergangenheit war gemeistert. Lehren wurden gezogen, und diese hatten mich stärker gemacht.*

6.2 Die Lebensflusslandschaft mit einem Klienten und verschiedenen Seilen für sein Bezugssystem

Hierbei handelt es sich um ein Modell, bei dem zusätzlich zu dem Seil des Klienten auch das Familiensystem visualisiert wird. Dabei kann es sich um die Herkunftsfamilie oder auch um die aktuelle Beziehung oder Familie handeln. Wenn es hilfreich erscheint, können sowohl die Herkunftsfamilie als auch die aktuelle Familie bzw. alle weiteren Bezugssysteme des Klienten visualisiert werden. Das können beispielsweise Freunde oder unterstützende Systeme sein.

Mithilfe der Basistechnik entwickelt der Therapeut gemeinsam mit dem Klienten eine Lösungsvision für eine aktuelle Krise und gestaltet die entsprechenden Schritte dorthin.

Der Klient legt hierbei mit einem Seil seinen eigenen Lebensfluss und zum Beispiel mit weiteren Seilen die Lebensflüsse seiner Eltern. Die Seile des Bezugssystems bringen in der Regel Stabilität und Sicherheit, weil der Klient anhand der mitlaufenden Seile der Eltern sieht, dass die Eltern immer da sind – im Idealfall laufen die Seile parallel. Es entsteht ein Bild der sichtbar gemachten Beziehungen zu den wichtigsten Bindungspersonen. Der Klient nimmt wahr, dass die Eltern in einem bestimmten Abstand neben ihm bleiben, auch wenn er sich natürlicherweise ablöst. Das entspannt das Bindungssystem und stabilisiert und beruhigt den Klienten meist sehr. Das Bild dieser sicheren Bindungen prägt sich tief ein und wird oft noch Jahre später vom Klienten abgerufen. Im Prozess entsteht eine regelrechte Lebensflusslandschaft (Fotos siehe im folgenden Kap. 6.2.1, im Kap. 1, Abb. 3, und im Kap. 10, Abb. 23, 24).

6.2.1 Zwei Fallbeispiele für die Gestaltung der Lebensflusslandschaft mit einem Klienten und verschiedenen Seilen für das Bezugssystem

Um die Methode zu illustrieren, folgt nun ein detailliertes Fallbeispiel (s. auch Keweloh 2017, S. 54–69) aus meiner Praxis mit einem Jugendlichen mit entsprechenden Fotos. Im Anschluss daran finden Sie den Bericht einer schwer erkrankten Klientin, die ihr gesamtes Bezugssystem als Ressource visualisiert und damit eine sehr gute Stabilisierung inmitten ihrer lebensbedrohlichen Krise erfährt.

Fallbeispiel Nr. 4: Unterstützung einer aktuellen Krise am Beispiel eines Jugendlichen mit Prüfungsangst und einer Ablösungsthematik

In meine Praxis kommt ein 16-jähriger Jugendlicher gemeinsam mit seinen Eltern. Der Jugendliche steht kurz vor den Abschlussprüfungen der Realschule. Er hat Angst vor den Prüfungen und eine große Unsicherheit, was nach der Schulzeit passieren soll. Er möchte eine Lehre absolvieren, fürchtet sich aber vor der Arbeitswelt mit ihren neuen Aufgaben und Herausforderungen. Es besteht eine gute Beziehung zwischen Eltern und Sohn, sodass der Jugendliche sie im weiteren Verlauf der Therapie als Ressource für Stabilität, Sicherheit und Zugehörigkeit nutzen kann. Wir setzen in einer folgenden Einzelsitzung das Lebensflussmodell ein, um die Ängste vor der Prüfung zu lösen.

Der Jugendliche wählt auf Anregung der Therapeutin als Erstes für jeden Elternteil ein farbiges Seil und legt sie nebeneinander von der Vergangenheit in Richtung Zukunft. Die Seile werden für die Zeit des Kennenlernens wie die Schenkel eines Ypsilons geformt (s. im Kap. 1, Abb. 3: Lebensfluss des Jugendlichen zwischen den elterlichen Seilen, wobei er sich in der Zukunft von den Eltern ablöst. Der Blick geht bei diesem Bild von der Vergangenheit in Richtung Zukunft).

Betont wird dann die Liebesgeschichte der Eltern: Das Kennenlernen und Sich-ineinander-Verlieben sowie die Hochzeit werden jeweils mit einem Symbol gekennzeichnet (der Jugendliche wählt ein Herz für beides). Daraus entsteht schon der erste Stimmungsumschwung. Es findet eine Altersregression in das Leben der Eltern statt, in der der Jugendliche seine Eltern als Jugendliche und frisch Verliebte wahrnehmen kann. Er erkennt, dass die Eltern auch mal jung waren. Das schafft Verbindung und öffnet das Herz.

Der Jugendliche wählt ein farbiges Seil für sich und legt es bei seiner Zeugung beginnend zwischen die Seile der Eltern von der Vergangenheit in die Zukunft. Am Anfang liegt das Seil eng zwischen den Eltern. Später in Richtung Ablösung lässt er sein Seil rechts von den Eltern – über das Seil des Vaters gehend – weiterlaufen. Hier beginnt die Lehrzeit, die den Eintritt in die Erwachsenenwelt und ins Berufsleben darstellt, was ihn zum jetzigen Zeitpunkt beunruhigt und ängstigt.

Er markiert mit einem breiten Grinsen seine Zeugung und Geburt (hier mit Smiley-Ball und Frosch im Ball). Die Krise, deretwegen er gekommen ist, legt er mithilfe des Seils in Form einer Kurve. Dabei wird er wieder ernster und legt die Kurve mit viel Überlegen und Spüren.

Die Zeitpunkte »Wann hast du hier begonnen?« (hier eine große Holzkugel) und »Wo bist du jetzt?« (hier ein roter Igelball) werden mit Symbolen markiert. Der Jugendliche stellt sich mit dem Blick in die Zukunft *kurz* erst zum *Kontaktpunkt* »Wann hast du hier begonnen?« und dann ins *Jetzt* und beschreibt, dass er im Körper ein unangenehmes Kribbeln habe und dass es sich unangenehm anfühle, weil die Angst aufsteige. Deshalb gehe ich *sofort* nach dieser Äußerung zum nächsten Punkt über in Richtung Zukunft und Lösung.

Ich frage ihn, wann wohl der Zeitpunkt gekommen ist, dass das Problem gelöst ist: »Wann hast du es geschafft, dein Problem zu lösen, die Ängste zu überwinden?« Das ist in seinem Fall die bestandene Abschlussprüfung. Das *Geschafft* wird auf dem Seil gesucht und symbolisiert (hier Schachtel mit Murmeln). Er stellt sich lächelnd an den Platz mit dem Blick in die Zukunft und spürt mit allen Sinnen, wie es sich anfühlt (Gedanken, Bilder, Gefühle, Körperempfindungen, hören, riechen, Unterschiede …). Welches Bild taucht spontan im *Geschafft* auf? Er sieht, wie er die Prüfung geschafft hat, und es fallen ihm andere bewältigte Krisen ein, die ihm jetzt in der Erinnerung Kraft geben. Er ist überrascht, wie gut es ihm an diesem Platz an seinem Lebensfluss plötzlich geht. Der Körper fühlt sich leicht und entspannt an, und es entstehen Bilder, wie er mit einem guten Gefühl aus der Prüfung kommt und mit seiner Clique zum Feiern geht. Zudem entwickelt er in dem Lösungsbild innerliche Strategien, die ihm helfen, sich optimal vorzubereiten. Das Bestehen der Prüfung erlebt er als machbar und ist optimistisch. Da nur wenig Zeit zur Verfügung steht, zudem die Lösung so leicht erreichbar ist und in der nächsten Sitzung eine Lebensflussarbeit mit Ressourcen geplant ist, ist es nicht nötig, auf den *bedeutendsten Schritt* zu fokussieren (s. Kap. 5.4 und Seite 59).

Nun wird ein Zeitpunkt in der Zukunft markiert, an dem die Krise schon längst überwunden ist und emotional der Vergangenheit angehört. Auch dort wird – mit Blick in die Zukunft – mit allen Sinnen erspürt, was auftaucht. Es entsteht eine Zukunftsvision, das sogenannte *Futur II* (hier eine goldene Dose) (s. Abb. 18). Der Jugendliche nimmt mit allen Sinnen wahr (Gedanken, Bilder, Gefühle, Körperempfindungen, hören, riechen, Unterschiede …). Welches Bild taucht spontan auf im *Futur II*? Der Körper fühlt sich locker und leicht an. Er sieht sich nach abgeschlossener Lehre und ist stolz auf sich selber. Nun nimmt er sich viel Zeit zum Nachspüren. Dann bitte ich ihn, sich umzudrehen und die Aufmerksamkeit aus der neuen Perspektive ins *Jetzt* zu richten, um aus der Zukunft eine eventuell laut ausgesprochene Botschaft ins *Jetzt* an sich selbst zu schicken. Seine zuversichtliche und überzeugende Botschaft lautet: »Du kriegst das hin – mach's einfach …« Er möchte es nicht aufschreiben, sondern diese Botschaft in sich wirken lassen. Aus verschiedenen Positionen und Perspektiven innerhalb und außerhalb des Lebensflusses schaut der Jugendliche zum Abschluss auf das Gesamtbild und lässt es in aller Ruhe auf sich wirken.

Abschließend fotografiert der Jugendliche mit dem Handy *seinen* Lebensfluss, die Lebensflusslandschaft seines familiären, sicherheitsspendenden Bezugssystems.

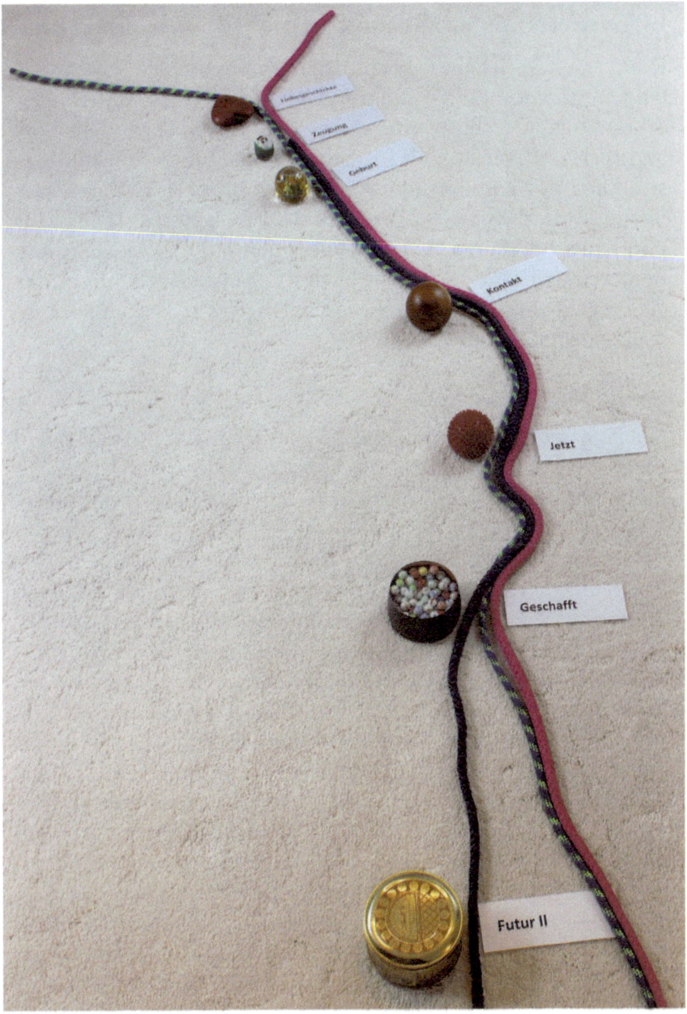

Abb. 18: Der Lebensfluss eines Jugendlichen zwischen den elterlichen Seilen, wobei sich der Jugendliche in der Zukunft (ab Geschafft) von den Eltern ablöst. Der Blick geht vom Futur II ausgehend in Richtung Vergangenheit, hin zum Zeitpunkt Jetzt.

Fallbeispiel Nr. 5: Stabilisierung bei einer schweren Erkrankung

Die 35-jährige Klientin befand sich inmitten einer sehr belastenden Chemotherapie aufgrund einer schweren Brustkrebserkrankung. Die Blutwerte waren schlecht, und sie kam sehr ängstlich und verzweifelt in meine Praxis. Operation und Bestrahlung des Tumors standen ihr noch bevor. Das Ziel dieser Sitzung war, dass sie wieder mehr Hoffnung, Zuversicht, Mut und Kraft für diesen Weg empfinden kann. Im Folgenden ihre Beschreibung eine Woche nach der Lebensflussarbeit, bei der eine regelrechte Lebensflusslandschaft voller farbenfroher Ressourcen entstanden war.

Lebensflussanalyse

Ich kam sehr deprimiert, mit wenig Vertrauen zu den Ärzten, voller Ängste wegen der Krebstherapie und späterer Folgen, in diese Therapiestunde. Frau Keweloh schlug eine Lebensflussarbeit vor.

Als Erstes suchte ich mir ein Seil für mich selber aus, ein gelbes. Ich legte es quer durch den Raum bis weit in die Zukunft. Dann sollte ich mit einem Symbol meinen jetzigen Zustand belegen. Ich griff spontan zu einem großen, grauen Stein. Wir sprachen über meine Gefühle, und sie bat mich, in die Zukunft (viele Jahre später – Futur II*) zu gehen, diese mit Gegenständen zu symbolisieren und aus dieser Perspektive meine jetzige Situation anzuschauen. Es war ein kleines bisschen leichter, in dieser Zukunft zu sein, und ich begriff, dass ich mich momentan in einer Opferrolle befand. Nun sollte ich meinem jetzigen Ich einen guten Rat geben – gar nicht so einfach. Ich schrieb meinem jetzigen Ich einen Brief aus der Zukunft, machte ihm Mut, bat es um Vertrauen zu den Ärzten und forderte es auf, tiefes Vertrauen in den eigenen Körper zu haben, der sehr stark sei und große Selbstheilungskräfte besitze. Dann noch die Aufmunterung »Du schaffst das!« Beide Blätter legte ich zum Stein. Frau Keweloh bat mich, in die jetzige Situation hineinzuspüren, und es fühlte sich schon leichter an. Um diesen Mut und das Vertrauen zu symbolisieren, legte ich ein rotes Seil in die Zukunft, versehen* *mit einer roten Rose. Dann stellte ich einen kleinen roten Thron auf das Seil – der Zeitpunkt des Therapieendes (*Geschafft*). Ich würde wieder meine eigene Königin in meinem Reich sein. Das tat so gut. Auch zu sehen, dass es alles nicht mehr so weit weg war. Dann bat mich Frau Keweloh, meine Wegbegleiter mit Seilen zu legen und mit Gegenständen zu symbolisieren. Ich legte Seile für meinen Mann, meine Tochter, meine beiden Brüder mit Familien, meine Eltern, meine Freunde, meine Nachbarn. Es tat so gut zu sehen, wie viele Menschen mich auf meinem Lebensweg und auch in der momentan schwierigen Situation begleiteten. Sie alle legte ich auf die rechte Seite. Auf die linke Seite legte ich ein Seil für die Ärzte, die mich behandelten. Zuerst noch dicht an meinem Lebensseil, dann immer weiter weg laufend. Auch diese Erkenntnis war erleichternd für mich. Dann legte ich weitere Seile für die mich begleitenden Helfer: Frau Keweloh, bestimmte Yoga-Atemtechniken, eine energetische Heilerin, eine Homöopathin und – was sich als sehr wichtig für mich herausstellte –, eine tiefe Verbindung zur Natur. Auch die Spiritualität bekam einen Ehrenplatz.*

Danach fotografierte und filmte ich mein Lebensflussbild.

Nach dieser 2-stündigen Arbeit war ich sehr müde, aber wesentlich positiver gestimmt. Am nächsten Tag stellte ich fest, dass die großen Ängste verschwunden waren und ich voller Zuversicht in die Zukunft sehen konnte. Ich sehe mir oft die Bilder, das Video und meine Botschaft aus der Zukunft an. Das alles gibt mir viel Mut und Zuversicht! Danke für diese wertvolle Arbeit!

Ein Foto von einer ähnlichen Lebensflussarbeit finden Sie im Kapitel 7.2.

7 Die Integration von Ressourcen aus der Vergangenheit

Das Ziel dieser Technik ist es, konkrete handhabbare Ressourcen aus der Vergangenheit des Klienten in die Gegenwart und Zukunft zu holen, um sie dort zur Bewältigung der Krise zu nutzen. Man kann spezielle Ressourcen einsetzen, um die Wirkung des normalen Lebensflussmodells zu unterstützen, indem man ganz besondere, vom Klienten gewünschte Schwerpunkte setzt (s. Abb. 19 u. 20).

Eine Möglichkeit ist es, die Kraft der frühen Kindheit zu nutzen: Fähigkeiten wie Radfahren oder Schwimmenlernen oder berührende und stärkende Momente aus dieser Zeit – wie z. B., sich bei den Eltern geborgen zu fühlen sowie Verhaltensweisen wie beispielsweise, mit anderen Kindern zu spielen oder sich zu trauen, einen Hund zu streicheln.

Natürlich kann der Klient auch allgemeine Ressourcen aus allen anderen Lebensphasen aktivieren oder spezielle, die insbesondere zu dem Thema der Sitzung passen, und diese entdeckten Ressourcen mit Symbolen an seinen Lebensfluss legen. Entweder nutzt man die Ressourcen direkt in derselben Sitzung im Anschluss an das Legen des klassischen Modells oder man baut den Lebensfluss in der nächsten Stunde wieder auf, um dann den Schwerpunkt auf die Ressourcen der Vergangenheit zu legen.

7.1 Ablauf und sprachliche Begleitung einer Lebensflussarbeit mit dem Fokus auf den Ressourcen Sicherheit, Kraft und innerer Halt

In der jetzt vorgestellten Variante geht es um das Gefühl der Sicherheit, der Kraft und des inneren Halts. Der Lebensfluss des

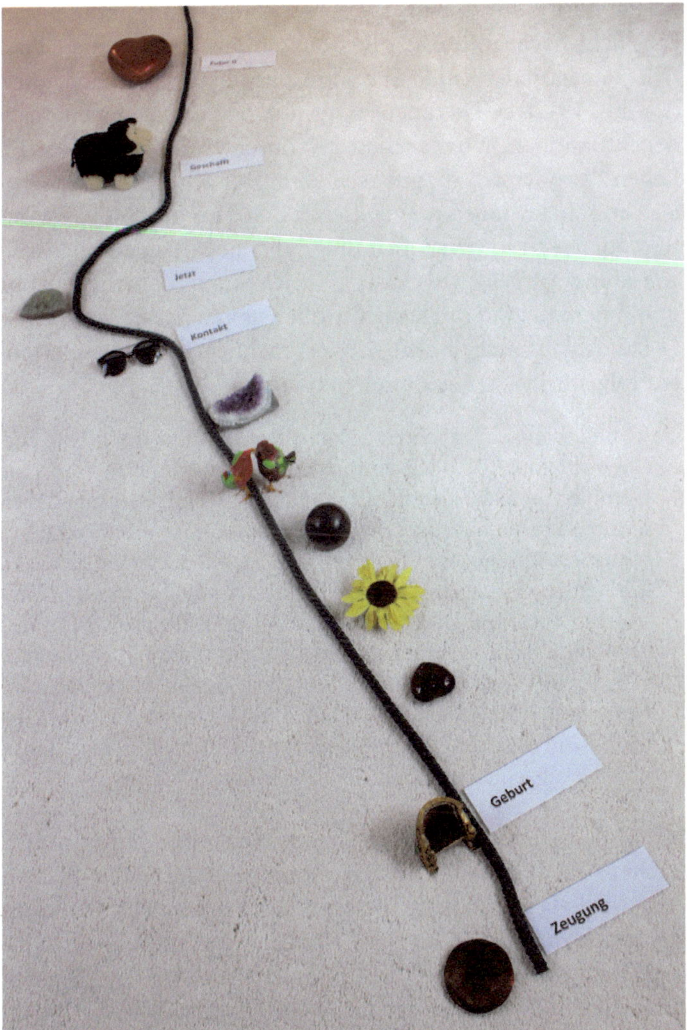

Abb. 19: Lebensfluss eines einzelnen Klienten mit Symbolen für Ressourcen in der Vergangenheit (zwischen den Zeitpunkten Geburt und Kontakt)

Klienten ist – wie oben beschrieben – aufgebaut, und der Klient sucht nach hilfreichen Ressourcen aus der Vergangenheit – begonnen in der Kindheit bis hin zur jüngeren Vergangenheit (s. Abb. 19). Der Therapeut fragt nun nach Ausnahmen, nach den Situationen, in denen diese gewünschten Empfindungen im Leben des Klienten da gewesen sind. Der Klient wird ermuntert, in seinem Inneren eine kleine Zeitreise in seine Welt der Ressourcen zu unternehmen und dabei neugierig zu sein, welche längst vergessenen Schätze in Richtung Sicherheit, Kraft und inneren Halt er in seinem Unbewussten finden kann ...

Der Ablauf und eine mögliche sprachliche Begleitung könnten folgendermaßen gestaltet werden:

> ... und vielleicht möchten Sie nun Kontakt mit ihren Ressourcen aufnehmen ... sich einfach noch mal erinnern, wann Sie Gefühle von Sicherheit, Kraft und innerem Halt in Ihrem Leben schon erfahren haben ... vielleicht möchten Sie die Augen kurz schließen, um besser in Kontakt mit Ihren Ressourcen gehen zu können ... sich noch mal die Situationen, die Sie mit den Ressourcen von innerem Halt, sich sicher und kraftvoll zu fühlen verbinden, sich vergegenwärtigen ... die Gefühle, Erinnerungen, Bilder, Gedanken, mit allem, was für Sie dazugehört ... Gefühle der Sicherheit und Kraft und des inneren Halts. Vielleicht sind es schöne Erlebnisse aus der Kindheit ... der Jugend ... oder aus einer späteren Zeit, die hilfreich waren ...

Wenn der Klient eine entsprechende Ressource gefunden hat, sucht er ein **Symbol für diese Ressource** und legt es an die Stelle seines Lebensflusses, zu der sie, zeitlich betrachtet, gehört. Er kann sich zum gewählten Symbol stellen und spüren, wie er die Energie dieser Ressource wahrnimmt.

Folgende Worte könnten hilfreich sein:

> ... und wenn Sie nun Ihre Ressource spüren ... und vielleicht nehmen Sie ein Kribbeln wahr oder vielleicht auch ein Strömen ... oder etwas ganz anderes ... können vielleicht schon

> all die positiven Kräfte spüren, die Sie dort bekommen haben, um sie nutzen zu können in Ihrem Leben ... können sich entscheiden, wie diese Ressource für Sie jetzt hilfreich sein kann ... was Sie davon aufnehmen wollen ... und so, wie Ihre Füße den Boden spüren, so kann all das Angenehme und Schöne zu Ihnen fließen ... genauso viel, wie Sie es wollen ... können diese wohltuende Energie sich in Ihrem Körper ausbreiten lassen, sodass Sie diese Gefühle von Sicherheit, Kraft und innerem Halt nutzen können in Ihrem Leben ...

Nun lässt man dem Klienten Zeit, **den Bildern, Gefühlen, Gedanken oder auch kinästhetischen Erinnerungen nachzuspüren.** (Hier gibt es nun zwei Möglichkeiten: Der Klient sucht erst alle Ressourcen, um sie anschließend gesammelt ins *Jetzt* zu legen (s. Abb. 19), oder er geht sukzessiv mit jeder einzelnen Ressource in das *Jetzt*, wie es im folgenden Text beschrieben ist.)

Daraufhin nimmt der Klient das Symbol für die Ressource und legt es ins *Jetzt*, um sich auch hier danebenzustellen und zusätzlich zu imaginieren, wie ihn die Ressource bei der Lösung seiner Herausforderung unterstützen kann. Der Klient kann in einen optimalen **Kontakt mit der Ressource** treten, sie würdigen und wahrnehmen, wie hilfreich diese Ressource war und in der jetzigen Herausforderung sein kann.

Der Therapeut kann den Klienten wiederum sprachlich begleiten:

> ... und wenn Sie nun im Jetzt Ihre Ressource spüren ... können Sie vielleicht die gleichen oder ganz andere Empfindungen wahrnehmen ... womöglich ein Strömen von Energie oder eher eine angenehme Wärme, ein Kribbeln oder ... oder etwas ganz anderes ... und vielleicht können Sie schon all die positiven Kräfte Ihrer ganz eigenen Ressource spüren, die Sie in der Vergangenheit bekommen haben, um sie nutzen zu können in Ihrem Leben ... können sich entscheiden, wie diese Botschaft hilfreich für Sie sein kann ... was Sie davon aufnehmen wol-

len … und all das Angenehme, Schöne und Unterstützende in Richtung Sicherheit, Kraft und Halt … kann in Sie hineinfließen … genauso viel, wie Sie es wollen … können diese wohltuenden Energien sich in Ihrem Körper ausbreiten lassen … ganz angenehm … und Sie können neugierig sein, welche neuen Bilder entstehen …

Der Prozess, Ressourcen zu suchen, nachzuspüren und sie in die Gegenwart zu transportieren, wird mit mehreren Ressourcen zu der Thematik Sicherheit, Kraft und innerem Halt wiederholt, bis der Klient ausreichend ressourcenvolle Erlebnisse in der Gegenwart zur Verfügung hat, die ihn unterstützen, die Krise erfolgreich zu meistern.

Hierbei kann der Klient nachspüren, wie er seine **Ressourcen im *Jetzt*** genau legen möchte – er kann ausprobieren, welches Symbol links oder rechts, oben oder unten liegt. Meist sind die Klienten überrascht, wie unterschiedlich sich die verschiedenen Kombinationen in der Regel anfühlen (s. Abb. 20).

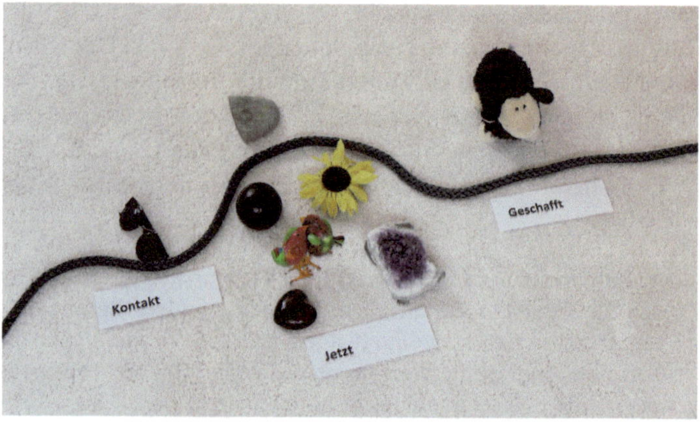

Abb. 20: Lebensfluss eines einzelnen Klienten, dessen Ressourcen bereits ins Jetzt transportiert worden sind

Der Therapeut könnte Folgendes sagen:

> ... und wenn Sie nun in Ihrem Jetzt Ihre gesammelten Ressourcen wahrnehmen ... können Sie womöglich schon bemerken, wohin in Ihren Körper diese Energien fließen können ... vielleicht entsteht ein verstärkter Strom von Energie, ein allumfassendes Glücksgefühl, eine angenehme Wärme oder ein Kribbeln, das sich auf wunderbare Weise in Ihrem Körper ausbreitet ... womöglich entwickelt sich etwas ganz anderes ... und Sie nehmen all die positiven Kräfte Ihrer wundervollen Ressourcen wahr, die Sie bekommen haben, um sie zu nutzen ... in Ihrem Leben ... jetzt ... und Sie dürfen sich entscheiden, diese Schätze unterstützend in Ihr Leben zu integrieren ... was Sie davon aufnehmen wollen ... und so, wie Ihre Füße den Boden spüren, so kann all das Angenehme, Schöne und Unterstützende in Sie fließen ... genauso viel, wie Sie es wollen ... Sie dürfen sich erlauben, dass sich all diese wohltuenden Energien in Ihrem Körper ausbreiten ... ganz angenehm ... und Sie können neugierig sein, welche neuen Bilder und Prozesse in die gewünschte Richtung von Sicherheit, Kraft und innerem Halt entstehen ... welche Lösungswege auftauchen ... es dürfen Schritte entstehen, die Sie gehen wollen ... Ihr Ziel darf entstehen, das Ziel, das Sie erreichen wollen und auch erreichen werden ... ganz auf Ihre eigene Art und Weise ...

Hat der Klient ausreichend Ressourcen, kann er mit ihnen im Gepäck in kleinen Schritten den **Weg zum *Geschafft*** gehen und auch dort nachspüren, indem er sich im *Geschafft* neben seine Symbole stellt und optimal mit seinen Ressourcen in Kontakt geht.

Folgende Worte des Therapeuten wären möglich:

> ... und wenn Sie nun in Ihrem Geschafft Ihre ausgewählten Ressourcen spüren ... können Sie neugierig sein, wie sich nun all diese Schätze in Ihrem Körper bemerkbar machen ... vielleicht entstehen die gleichen oder ganz andere Empfindungen ... womöglich verstärkt sich das Strömen der Energie oder

der angenehmen Wärme, des Kribbelns auf eine ganz wunderbare Weise ... oder es entwickelt sich etwas ganz Neues ... und vielleicht können Sie schon all die positiven Kräfte dieser Ressourcen spüren, die Sie in der Vergangenheit bekommen haben, um sie nutzen zu können in Ihrem Leben ... jetzt ... Sie können sich entscheiden, wie diese hilfreich für Sie sein können ... was Sie davon aufnehmen wollen ... all das Angenehme, Schöne und Unterstützende ... sich sicher und kraftvoll und gehalten zu fühlen ... all das kann ins Fließen kommen ... genauso viel, wie Sie es wollen ... können sich diese Sicherheit und Kraft, das Gehaltensein in Ihrem Körper, in Ihnen ausbreiten ... ganz angenehm ... und Sie können neugierig sein, welche neuen Bilder und Prozesse in Ihrem Inneren entstehen ... welche sicheren und kraftvollen Lösungswege auftauchen ... Schritte, die Sie gehen wollen, Ihr Ziel, das Sie erreichen wollen und auch erreichen werden ... ganz auf Ihre eigene Art und Weise ... so, wie auch Ihr Herz auf seine eigene Art und Weise schlägt ...

Einen **Anker für die Ressourcen** zu finden, könnte eine Ergänzung dieser Arbeit sein. Der Klient kann hierfür eine Murmel, ein anderes kleines Symbol oder auch eine Körpergeste als Anker wählen und wieder seine Ressourcen im *Geschafft* intensiv spüren, sehen, hören, fühlen, erinnern ... und dann in den Anker, den er in der Hand hält, oder in die kleine Geste alle Ressourcen hineinfließen lassen. So kann er in der Zukunft über diesen Anker die Ressourcen in jedweder Situation abrufen und gewinnbringend nutzen.

Um die ressourcenvollen Erinnerungen zu verankern, könnte Folgendes eine sprachliche Unterstützung sein:

... Sie können mit sich selbst eine kleine Geste vereinbaren. Sei sie auch noch so klein, sodass außer Ihnen niemand sie wahrnehmen kann ... vielleicht möchten Sie einen Kreis machen mit den Fingern oder sie verschränken oder etwas ganz anderes tun ... Sie können nun alles Positive, was Sie mit diesen positiven Erinnerungen verbinden, in diese Geste hineinfließen lassen ... so, wie Kinder zaubern können, können Sie es auch ... zaubern Sie alles Angenehme und Schöne, alles Kraftvolle und Sichere, die Gefühle des inneren Halts Ihrer Erinnerungen und Wahrnehmungen in diese kleine Geste hinein, und wann immer Sie diese Geste ausführen, können Sie Ihre ressourcenvollen Erfahrungen spüren, sodass Sie sie immer und jederzeit bei sich tragen ... ... und wenn Sie möchten, können Sie sich in der Zukunft sehen, wie Sie sich Ihre Ressourcen herholen und nutzen, weil Sie diesen wundervollen Schatz jederzeit bei sich tragen ... so, wie auch Ihr Herzschlag und Ihr Atem zu Ihnen gehören ... und vielleicht möchten Sie sich innerlich bedanken für diesen Schatz, der in Ihnen sein Zuhause hat ... sich aus ganzem Herzen für das bedanken, was das Leben Ihnen da geschenkt hat ... und was Sie in Ihrem Leben nutzen dürfen ...

Daraufhin kann der Klient **mit dem Anker ins *Futur II* gehen**, um dadurch schon mal auszuprobieren und zu üben, die Ressourcen auf diese Art abzurufen. Wenn er möchte, kann er zusätzlich die Symbole mitnehmen und ins *Futur II* legen, um sich danebenzustellen und um wieder in einen intensiven Kontakt mit den Ressourcen zu gehen und zu spüren, wie sich das *Futur II* mit Unterstützung der Ressourcen anfühlt.

Auch hier kann der Therapeut sprachlich ein wenig begleiten:

Sie können die Augen schließen und neugierig sein, welche Bilder auftauchen ... in Ihrer Zukunft ... Erlauben Sie sich zu spüren, was in Ihrem Inneren entsteht, welche Empfindungen, Körperwahrnehmungen, Bilder, Gedanken oder auch Sinneswahrnehmungen ... Lassen Sie alles geschehen, seien Sie einfach nur neugierig, vertrauen Sie Ihrem Unbewussten, vertrauen Sie sich ... und nehmen Sie sich all den Raum, den Sie brauchen ... Möchten Sie erzählen, was aufgetaucht ist?

Nun kann der Klient wieder dem eigenen Ich in der Gegenwart – im *Jetzt* – eine **hilfreiche Botschaft aus der Zukunft** senden.

Als Nächstes geht der Klient zurück ins *Jetzt* und spürt dort nach, wie sich dieser Tipp aus der Zukunft und die Auswirkungen seiner eigenen Ressourcen anfühlen und welche Veränderungen dadurch in der Wahrnehmung seiner Herausforderung entstehen. Den Anker nutzt er nun an allen Stationen seines Lebensflusses.

Der Therapeut kann den Klienten auch hier verbal unterstützen:

> ... und wenn Sie nun im Jetzt wieder Ihre Ressourcen spüren ... womöglich gut geerdet, können Sie vielleicht die gleichen, oder ganz andere Empfindungen wahrnehmen ... womöglich wieder ein Strömen von Energie ... oder etwas ganz anderes ... und Sie können neugierig sein, wie nun die Botschaft aus der Zukunft in Ihrem Hier und Jetzt wirkt ... sich überraschen lassen, was sich nun verändert ... All dieses Angenehme und Stärkende kann sich ausbreiten in Ihrem Körper ... ganz angenehm ... und Sie können neugierig sein, welche neuen Bilder entstehen, wie viel neue Kraft und Zuversicht auftaucht ... welche sicheren und kraftvollen Gefühle von »Das schaffe ich!« ... gehalten und getragen ... wie sich Ihre Botschaft aus der Zukunft in Verbindung mit Ihren Ressourcen anfühlt ... Und Sie nehmen sich dafür all die Zeit, die Sie brauchen ...

Es bietet sich an, die Frage nach dem ***bedeutsamsten Schritt*** vom *Jetzt* in Richtung *Geschafft* – der entwickelt und gegangen werden muss, um diese Herausforderung zu meistern – als Nächstes in den Fokus zu stellen (s. Kap. 5.4 und Seite 59). Dann würde sich auch hier die Frage stellen, ob der erste Schritt in Richtung Ziel *der bedeutsamste Schritt* ist oder ob es sich um einen nachfolgenden Schritt zu einem späteren Zeitpunkt handelt. Der Klient wird gebeten, in ganz kleinen Schritten den Weg vom *Jetzt* zum *Geschafft* abzugehen, um innerlichen Prozessen und entstehenden Bildern in Kombination mit den

Ressourcen Zeit und Raum zu geben und um achtsam wahrzunehmen, welcher der entstehenden Schritte der entscheidende ist, der die Wendung in Richtung Lösung darstellt. Mittels entsprechender Fragen kann man die Aufmerksamkeit auf die Wahrnehmungen lenken. Der Klient kann seinen bedeutsamsten oder auch den ersten Schritt visualisieren und an die entsprechenden Stellen des Lebensflusses legen. Er kann den Weg vom *Jetzt* zum *Geschafft* noch einige Male in aller Ruhe abgehen, um das Entstehen innerer Bilder in Richtung Lösung und Meisterschaft zu unterstützen und körperlich zu verankern.

Wenn der Klient möchte, kann er auch alle Symbole, die die Ressourcen visualisieren, immer wieder zu den verschiedenen Zeitpunkten am Lebensfluss mitnehmen, um sie wahrhaftig mit ins *Jetzt* oder auch ins *Geschafft* zu transportieren. Er kann sie dann noch einmal fühlen und körperlich erleben, dass er sie wahrlich mitnehmen kann. Da dieses haptische **Transportieren der Ressourcen** für manche Menschen eine sehr wichtige Erfahrung ist und den Prozess spürbar intensivieren kann, ist es immer hilfreich, es dem Klienten anzubieten.

Nun können alle visualisierten Zeitpunkte des Lebensflusses bis hin zur fernen Zukunft *Futur II* mit dem Ressourcenanker noch einmal abgelaufen werden, um den Veränderungsprozessen nachzuspüren und die Entwicklung in der Tiefe zu verankern.

- Der gesamte Lebensfluss kann von einer frei gewählten Position im Raum von außen betrachtet oder nochmals von einem beliebigen Zeitpunkt – wie zum Beispiel auch dem Zeitpunkt der Geburt – abgelaufen werden. Die Frage »Brauchen Sie noch etwas?« ist als abschließende Intervention hilfreich.
- Nun kann der Klient berichten, wie er den Lösungsprozess in Kombination mit den von ihm entwickelten Ressourcen

empfindet und welche Unterschiede er in der Wahrnehmung, Bewertung oder Zuversicht bezüglich der jetzigen Herausforderung sieht.
- Der Klient kann den Lebensfluss fotografieren oder mit dem Handy ablaufen und filmen. Natürlich darf er sowohl den Anker als auch die niedergeschriebene Botschaft des Ichs aus der Zukunft mit nach Hause nehmen.

7.2 Hilfreiche Personen oder Bezugssysteme als visualisierte Ressourcen

Zusätzlich zu den eigenen Ressourcen, die in dem vorangegangenen Abschnitt 7.1 aus der Vergangenheit in die Gegenwart und Zukunft transportiert wurden, kann man auch Seile für wichtige und hilfreiche Personen aus dem Umfeld des Klienten mehr oder weniger parallel zum Lebensfluss des Klienten legen. Diese begleitenden Personen können außerdem mit Symbolen oder Stofftieren visualisiert werden (s. Abb. 21 und 22). Die entstehende Einrahmung wirkt sehr stabilisierend auf den Klienten, er fühlt sich in der Regel eingebettet, viel sicherer, geschützter und stabiler als zuvor. Das Fallbeispiel Nr. 5 im Kapitel 6.2.1 beschreibt das sehr anschaulich.

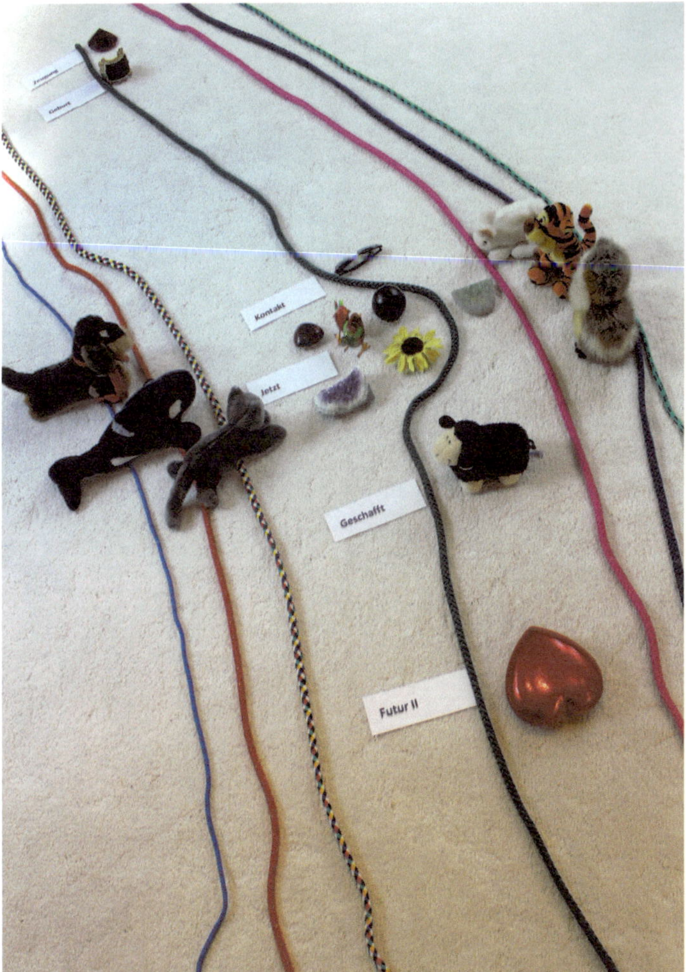

Abb. 21: Der Blick aus der Zukunft ins Jetzt: Der Lebensfluss einer einzelnen Person, deren Ressourcen bereits ins Jetzt transportiert worden sind (Mitte). Hinzugefügt sind parallel laufende Seile und Stofftiere als Symbole für Menschen, die den Klienten in der jetzigen Lebensphase begleiten und stabilisieren.

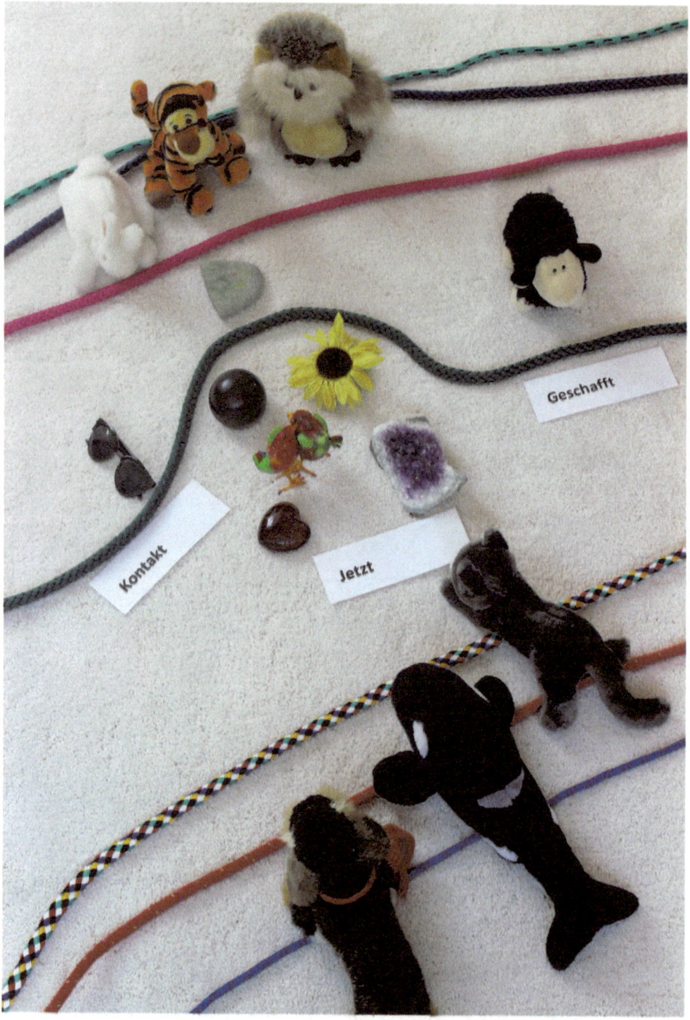

Abb. 22: Der Klient kann sich hier in sein Jetzt stellen, um seine Ressourcen aus der Vergangenheit sowie die visualisierten, begleitenden Bezugspersonen zu spüren und das Stärkende intensiv in sich aufzunehmen.

8 Arbeit mit dem Lebensflussmodell ohne Seile

Wenn Sie keine Seile zur Hand haben und dennoch Lust verspüren, die Methode einfach mal praktisch zu erproben, kann die Lebensflussarbeit auf verschiedene Arten ohne Seile durchgeführt werden.

8.1 Frei im Raum

Der Klient kann die verschiedenen Zeitpunkte des Lebensflusses auf Zettel schreiben und diese im Beratungsraum positionieren, um sich dort auf die Zettel zu stellen und alle Schritte genauso zu durchlaufen wie bei der Lebensflussarbeit.

8.2 Gestaltung mit dem Flipchart

Auf einem Flipchart kann der Therapeut den Lebensfluss mit Wollfäden gestalten lassen. Auch auf einem großen Papier kann man den Lebensfluss ablaufen und sich draufstellen, um eine körperliche Erfahrung zu machen, die die Sinne anspricht.

8.3 Das Basislebensflussmodell anhand einer eigenen Zeichnung und Trance

Die Lebensflussarbeit kann auch mit einer leicht zu erstellenden Zeichnung dargestellt werden. Natürlich hat die Arbeit mit Seilen zusätzlich noch einen ganz anderen Effekt, aber auch mit einer Zeichnung kann man in Kontexten, in denen die Arbeit im Raum nicht durchführbar ist, eine tiefe Erfahrung machen. Hierbei wird der eigene Lebensfluss genau so gezeichnet, wie er normalerweise gelegt wird. Die Stationen oder Ressourcen am

Lebensfluss werden beispielsweise mit kleinen Zeichnungen oder Fotos in das Bild integriert, und der Therapeut begleitet den Klienten wie in einer normalen Lebensflussarbeit bei der Entwicklung der verschiedenen Stationen. Abschließend bietet der Therapeut eine kleine Trance an, um den Klienten auf seinem Weg am Lebensfluss ressourcenvoll begleiten zu können. Handelt es sich um ein großes Blatt Papier, kann der Klient dabei den Weg genauso wie beim realen Lebensfluss ablaufen. Sollte es ein kleines Blatt sein, kann der Klient mit den Händen den verschiedenen Stationen seines Lebensflusses nachspüren. Die Anleitung kann sich an der Trancesprache der klassischen Lebensflussarbeit orientieren (s. Kap. 5.5) oder an der Trancesprache der Ressourcenlebensflussarbeit (s. Kap. 7.1).

9 Das Lebensflussmodell in der Paartherapie

9.1 *Bewältigung einer Beziehungskrise anhand des Lebensflussmodells*

In der Paararbeit ist das Lebensflussmodell ebenfalls sehr gut einsetzbar. Hier begegnen sich nun die Lebensflüsse der beiden Partner, die eine gemeinsame Lebensflusslandschaft mit zwei – mehr oder weniger – parallelen Strömen entstehen lassen, die ihre Lebens- und Beziehungsgeschichte abbilden. Das Modell ist auch nutzbar, wenn nur einer der Partner anwesend ist und Fragen für sich klären möchte.

In der Regel kommen Paare zur Beratung, weil sie ein Problem miteinander haben. Sie haben oft die Kommunikation darüber eingeschränkt oder gar eingestellt und kommen alleine nicht weiter. Sie hängen in ihrer gemeinsamen Beziehungsproblemtrance fest. Beginnt man, darüber zu reden, besteht die Tendenz, dass sich das Paar in Schuldzuweisungen verhakt und lediglich Veränderungswünsche bezüglich des anderen wahrnimmt. Richtet der Therapeut, statt sich in Gespräche zu vertiefen, die Aufmerksamkeit auf die Gestaltung der Lebensflussarbeit, kann man sehr schnell in Richtung Lösung arbeiten. Jeder der Partner richtet dabei die Aufmerksamkeit auf seinen Lebensfluss – sowohl auf sein eigenes als auch auf das gemeinsame *Geschafft* und übernimmt allein schon damit viel eher die Verantwortung für sein eigenes Handeln. Die Erarbeitung der Lösung hat deutlich sichtbar etwas mit ihm selber und seinem Handlungs- und Gestaltungsspielraum zu tun, der sich ihm in dieser Visualisierungstechnik unmittelbar erschließt.

Der erste symbolisierte Zeitpunkt ist die Liebesgeschichte der beiden. Der Fokus liegt anfänglich auf dem Kennenlernen, dem Zusammenfinden und beispielsweise der Heirat. Dadurch findet oftmals schon ein Stimmungsumschwung statt. Der Blick geht auf die schönen Zeiten der Beziehung, auf das, was die beiden zueinander hingezogen und aneinander fasziniert hat. Womöglich entsteht schon an dieser Stelle wieder mehr Nähe, sodass sich die Verkrustungen zwischen den beiden schon gleich zu Beginn langsam zu lösen beginnen.

Die Krise des Paares wird auch hier als Kurve abgebildet, wobei jeder der beiden seine eigene Kurve in seinem Lebensfluss gestaltet und die Nähe beziehungsweise den Abstand der Seile festlegt. Phasen von erlebter Distanz im Verlauf der Beziehung lassen sich durch den Abstand der Seile zueinander visualisieren. So entsteht ein Bild, das womöglich deutlich macht, dass im Laufe der Beziehung immer wieder Distanzphasen aufgetaucht sind. Es kann sich dabei ein Verständnis entwickeln, dass Distanz auch hilfreich sein kann, weil Entwicklungsprozesse dadurch ins Fließen kommen können. Wenn das Paar nach der Distanzierung wieder näher zusammenrückt, wird das anhand der Nähe der gelegten Seile erkennbar. Solche Beobachtungen können Krisen ihren Schrecken nehmen, da das Paar einen Rhythmus von Nähe und Distanz anhand des Legens der Seile wahrnehmen kann.

Das Paar durchläuft gemeinsam die unterschiedlichen Stationen am Lebensfluss und tauscht sich dabei aus, sodass durch die Kommunikation Nähe und Verständnis entstehen können, was wieder einen weiteren Schritt in Richtung Lösungswelt darstellt. Wollen sie zusammenbleiben und die Krise gemeinsam meistern, so ist natürlich das *Geschafft* der beiden ein zentraler Punkt, der jedem Einzelnen Hoffnung und Zuversicht gibt. Spätestens im *Futur II* löst sich der Tunnelblick des Paares in der Regel vollständig auf, und sie können gemeinsam auf eine bewältigte Herausforderung zurückblicken, wodurch der Wille, es miteinander zu schaffen, verstärkt wird. Auch sich selber – und nicht dem anderen – einen Tipp aus der

Zukunft zu geben signalisiert, dass man Selbstverantwortung übernimmt.

Sollte es sich um Trennungsthematiken handeln, ist auch das Modell »Entscheidungen treffen«, welches im Kapitel 11.1 beschrieben ist, sehr hilfreich. Durch den Blick und die Reise in die Zukunft kann das Paar überprüfen, ob es sich bei der Trennung um den richtigen Weg handelt.

9.2 Aktivierung und Nutzung von Ressourcen in der Paartherapie

Eine Variante der Lebensflussarbeit ist auch hier das Nutzen von Ressourcen aus der Vergangenheit. Dabei können beide Partner eigene Ressourcen aus ihrem Leben hinzuziehen. Zudem ergibt sich die Möglichkeit, ein Beziehungsseil zu legen und speziell die Ressourcen ihrer Beziehung zum Bild hinzuzufügen.

Bei der Lebensflussarbeit mit Ressourcen mit einem Paar handelt es sich grundsätzlich um dieselbe Vorgehensweise wie im Kapitel 7 »Die Integration von Ressourcen aus der Vergangenheit«.

10 Das Lebensflussmodell in der Familientherapie

10.1 *Familientherapie mithilfe des Lebensflussmodells*

Bei der Arbeit mit Familien ist es einerseits möglich, die Lebenslinien der Herkunftsfamilie zu legen, und andererseits, das derzeitige Familiensystem mit dem Lebensflussmodell zu gestalten (s. Abb. 23 u. 24). Wenn es sinnvoll erscheint, ist es auch möglich, sowohl die Herkunftsfamilie als auch das gegenwärtige Familiensystem zu legen.

In der Arbeit mit dem aktuellen Familiensystem lässt man von jedem Familienmitglied ein Seil seiner Wahl legen, sodass auch hier eine farbenfrohe Lebensflusslandschaft entsteht. Wie bei der Einzelarbeit sucht jeder seine entsprechenden Zeitpunkte auf dem eigenen Seil und symbolisiert diese. Es findet ein tiefer Kontakt statt, und das Verständnis füreinander erweitert sich, da sich die Familienmitglieder innerhalb dieses Prozesses gegenseitig begleiten und einen Einblick in die Welt, die Perspektive und Wahrnehmungen der anderen bekommen.

Einen Baum kann man aus allen vier Himmelsrichtungen betrachten – und aus jeder Richtung kann er ganz anders aussehen und wird entsprechend widersprüchlich beschrieben –, und dennoch ist jeder Blickwinkel richtig. Diese Erfahrung können die Familienmitglieder nun auch machen – sie sehen den Lebensfluss und die Krise aus allen vier Himmelsrichtungen. Zudem können sie weitere körperliche Erfahrungen machen, indem sie nicht nur das eigene Seil, sondern beispielsweise auch die Seile der anderen ablaufen und die gesamten Prozesse verfolgen.

Der Beginn der Lebensflussarbeit ist die Geburt, dann folgen die Jugend, die Liebesgeschichte der Eltern, die den Kindern

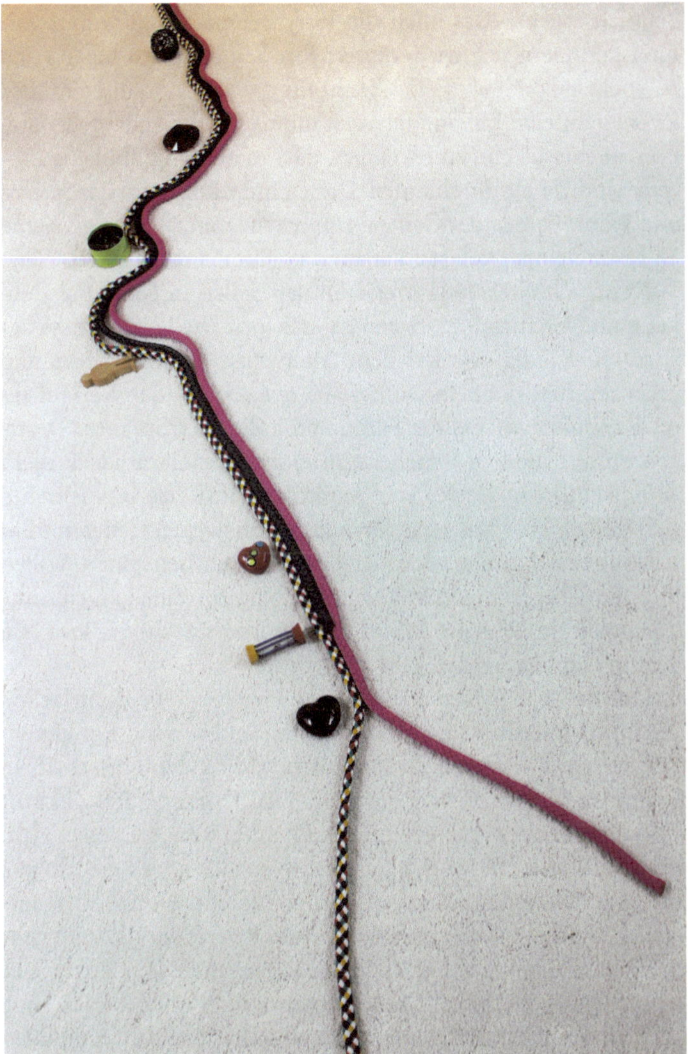

Abb. 23: Lebensfluss einer Familie mit einem Kind, mit Blick von der Vergangenheit in die Zukunft

deutlich macht, dass auch die Eltern einmal jung waren. Die Eltern erinnern sich wiederum an ihre Kindheit und Jugend und entwickeln somit eher ein Gefühl für die Situation ihrer Kinder. Es entsteht eine Einladung, Verständnis für die andere Generation zu entwickeln, zu erkennen, dass es allesamt ähnliche Prozesse sind, die sie durchlaufen. Diese Entdeckung und das Spüren und Wahrnehmen der Gemeinsamkeiten kann zu einer größeren Nähe und einem tieferen Verständnis füreinander führen.

Dann schreitet der Prozess an den Seilen in Richtung Zeugung und Geburt des ältesten Kindes fort. Die Lebensflüsse der weiteren Kinder werden dem Alter entsprechend gelegt und gestaltet. Erst danach formen alle gemeinsam den Verlauf ihrer Krisenkurve, was die Familienmitglieder trotz ihrer Divergenzen auf dieser Metaebene in einem gemeinsamen Projekt vereint. Es ist quasi der Startpunkt, die Kräfte zu bündeln und sich gemeinsam auf eine Lösung zuzubewegen. Jeder nimmt sowohl bei sich als auch bei den anderen den guten Willen und die Übernahme der Verantwortung für eine gemeinsame Lösung wahr, was die schon entstandenen positiven Prozesse verstärkt und wachsen lässt.

Humor ist auch hier ein wichtiger Aspekt – gemeinsam lachen verbindet und dockt an schöne Zeiten und Lösungskompetenzen der Familie an. Es fördert entsprechend den Fortschritt in Richtung *Geschafft* und *Futur II*. Der Tipp aus der Zukunft ist nochmal ein Highlight für die Familie, weil alle gemeinsam um die Wette eifern, möglichst viel zur Lösung beizutragen, um es miteinander zu tragen. Neugierde und Wohlwollen entstehen bei diesem konstruktiven Wettbewerb. Im Idealfall geht die Familie in einem Gefühl von Gemeinschaft und Zuversicht gestärkt aus diesem Prozess hervor, wobei allen dieses neue Bild in ihrem Herzen gemeinsam ist – die Visualisierung ihrer gemeinsamen Welt, ihrer Lebensflusslandschaft.

Auf der folgenden Abbildung Nr. 24 wird eine Lebensflusslandschaft einer Familie mit zwei jugendlichen Töchtern abgebildet. Für jede Jugendliche werden ein Seil und die Symbole für Zeugung und Geburt an ihren jeweiligen Lebensfluss gelegt. So erfahren beide Mädchen Beachtung und Wertschätzung. Die gemeinsame Krise durchlaufen in diesem Fall alle Familienmitglieder parallel, ohne dass große Distanzen innerhalb des Kurvenverlaufs entstehen. In Richtung Zukunft lösen sich beide Töchter aufeinanderfolgend ab und verlassen nacheinander das elterliche System über das Seil der Mutter (linke Seite), um ihren Plänen zu folgen und ein Studium zu beginnen. Das ist in ihrer Vorstellung mit einem Auszug aus dem elterlichen Haus verknüpft. Die Lebensflüsse der Eltern laufen unverändert geradeaus weiter. Für die Töchter entsteht ein Bild der Sicherheit und der Erlaubnis, sich ablösen zu dürfen. Alle Familienmitglieder erkennen bei diesem Bild, dass die Beziehungen erhalten bleiben, was auch den Eltern Zuversicht gibt und ihnen die anstehenden Ablösungsprozesse erleichtert.

10.2 Ressourcen nutzen bei der Lebensflussarbeit innerhalb der Familientherapie

Ebenso wie in der Einzelarbeit und in der Paartherapie können alle Arten von Ressourcenarbeiten auch in die Lebensflussarbeit mit der ganzen Familie integriert werden. Hierbei kann man Ressourcen aus der Kindheit oder Jugend oder bei den Eltern auch aus dem Erwachsenenleben nutzen.

Die Transparenz und das dadurch möglicherweise entstehende Öffnen der Herzen verstärken das Mitgefühl und die Liebe füreinander, lassen Mauern in sich zusammenfallen, sodass mit vereinten Kräften Prozesse in Richtung Lösungswelten stattfinden.

Fotos als Beispiele für Einzelressourcenarbeit finden Sie im Kapitel 7 mit einer entsprechenden sprachlichen Anleitung zur Illustration.

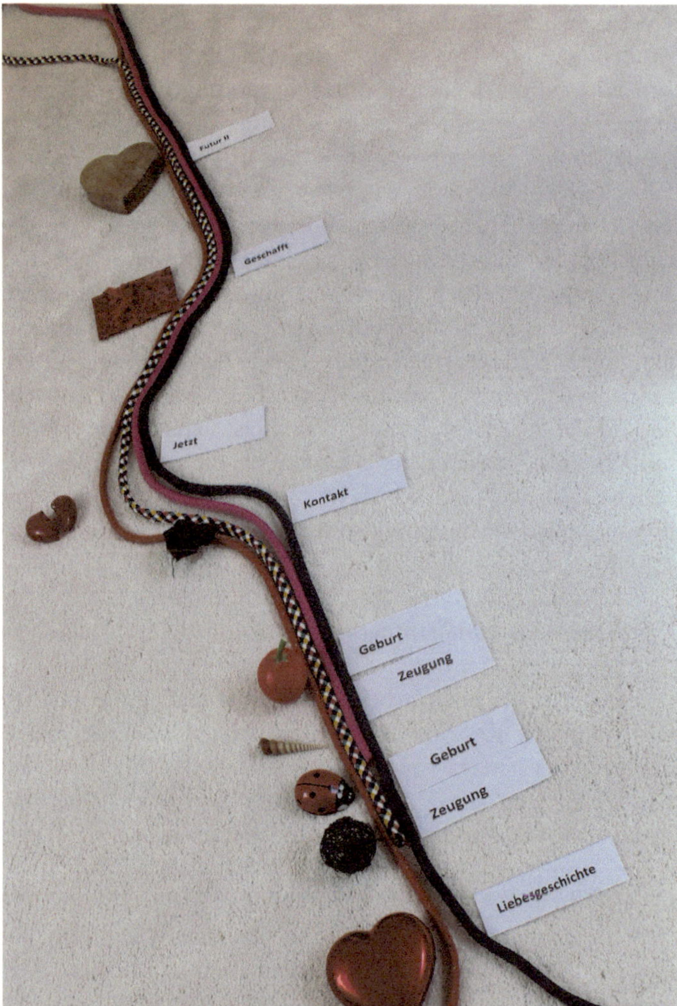

Abb. 24: Lebensfluss einer Familie mit zwei jugendlichen Töchtern mit Ablösung der beiden in der ferneren Zukunft, jenseits des Futur II

11 Das Lebensflussmodell im Coaching

Im Coaching lassen sich alle bisher beschriebenen Techniken den Gegebenheiten des Klienten oder des Teams anpassen und entsprechend einsetzen. Sie können aus meiner Sicht dafür den Namen Lebensfluss verwenden, der lebendige Assoziationen anregen kann, oder die eher sachliche und technische Bezeichnung Timeline nutzen. Ich biete dem Klienten meist beide Bezeichnungen an, und er entscheidet, welche er als stimmiger empfindet. Im Folgenden möchte ich eine Technik vorstellen, die sehr gut in Coaching-Kontexten nutzbar ist.

11.1 Entscheidungen treffen

Viele Menschen treffen gerne eindeutige Entscheidungen und in der Regel eher ungerne Entscheidungen, die sich unklar bezüglich des Ausgangs anfühlen, oder solche zwischen zwei negativen Möglichkeiten – die »Pest-oder-Cholera-Entscheidungen«.

Mit dem Lebensfluss oder der Timeline jegliche Art von Entscheidungen zu treffen, ist eine sehr elegante Art, wie man den Klienten unterstützen kann, die Wege in seinem Leben zu gehen, die sich ganzheitlich mit Körper, Geist, Seele, Gefühl und Intellekt stimmig anfühlen. Er hat dabei die Möglichkeit, imaginativ und dennoch auf eine körperliche Art in seine Zukunft zu gehen, um dort den Auswirkungen der unterschiedlichen Optionen mit allen Sinnen nachzuspüren.

11.2 Der Ablauf

Der Therapeut erarbeitet mit dem Klienten die verschiedenen Optionen bezüglich der Entscheidung, die zu treffen ist.

Daraufhin legt der Klient jeweils ein Seil seiner Wahl für jede Option. Diese Seile liegen parallel mit einem guten Abstand zueinander im Raum.

Der Klient wählt die erste Option, mit der er beginnen möchte, und stellt sich dabei vor, dass er sich zu 100 Prozent für diesen Weg entschieden hat. Er tut so, als ob dieser Weg definitiv seine Entscheidung darstellt – ohne Wenn und Aber.

Der Zeitpunkt *Jetzt* wird am Beginn des Seils mit einem Symbol markiert. Nachdem der Klient an dieser Markierung seinen Wahrnehmungen und Körperempfindungen nachgespürt hat, legt er ein Symbol für einen Zeitpunkt, der ein halbes Jahr später in der Zukunft liegt. Schritt für Schritt geht er an seinem Seil in die Zukunft zu diesem Punkt und spürt dort nach (siehe oben), wie sich diese Entscheidung anfühlt. Daraufhin symbolisiert er einen Zeitpunkt in zwei Jahren, nimmt sich auch dort Zeit, nachzuspüren, um dann einen Zeitpunkt in zehn Jahren zu markieren und in dieser entfernten Zukunft wahrzunehmen, wie sich diese Entscheidung anfühlt (siehe oben) und wie sie sich in allen Bereichen seines Lebens ausgewirkt hat. An dieser Stelle kann er spätestens »seinem Ich in der Gegenwart, im *Jetzt*« einen Tipp aus der Zukunft geben (s. auch Kap. 5.5). Abschließend stellt der Klient sich wieder ins *Jetzt*, um zu überprüfen, ob es neue Erkenntnisse für seinen Weg gibt.

Danach geht der Klient dasselbe Prozedere für die anderen möglichen Optionen durch. Er stellt sich jeweils mit allen Sinnen vor, dass der jetzt gewählte Weg wirklich die Lösung ist, für die er sich wahrhaftig entschieden hat. Zum Abschluss kann der Klient nochmals alle Wege bzw. Markierungspunkte seiner Wahl abgehen und vergleichen, um eine für ihn passende Entscheidung treffen zu können.

In der Regel entsteht bei diesem Vorgehen ein Gefühl für den stimmigen Weg – der Klient kann bei dieser Methode alle

Wahrnehmungskanäle, Körperempfindungen, Gefühle, Entwicklungsprozesse und Auswirkungen betrachten und in seine Entscheidung integrieren. Falls der Klient dennoch keine Entscheidung treffen kann, tauchen in diesem Prozess oftmals Hinweise auf die Blockaden auf, die sich dann entsprechend bearbeiten lassen.

12 Das Lebensflussmodell im Gruppenkontext

Sowohl im Coaching als auch in beraterischen oder therapeutischen Gruppen lässt sich das Lebensflussmodell sehr gut als anschauliches Modul nutzen (Keweloh 2017c).

Eine vereinfachte Variante ist das verkürzte Modell zur Zielfokussierung (s. Kap. 4), das ich hier vorstellen möchte.

12.1 *Zielfokussierung im Gruppenkontext*

12.1.1 Individuelle Ziele der Teilnehmer

Nach der Vorstellung der Methode und der Herausarbeitung individueller Ziele der einzelnen Teilnehmer bekommt jeder eine Kurzanleitung (s. Kap. 4) für die Entwicklung eines individuellen Lösungswegs. Die Teilnehmer suchen sich ihre Seile und Symbole bzw. farbiges Papier, und jeder arbeitet für sich seinen Weg zum Ziel heraus. Der Coach kann entsprechende Unterstützung anbieten. Zum Abschluss kann eine Besprechung stattfinden, indem die Teilnehmer den anderen ihren Weg erklären. Davon profitiert in der Regel die ganze Gruppe, da die Wege und Lösungen sehr verschieden und bereichernd sind.

12.1.2 Ziele des Teams oder der Gruppe

Die Technik lässt sich auch für Ziele der gesamten Gruppe oder des Teams einsetzen: Entweder erarbeitet jeder individuell wie oben beschrieben das gemeinsame Ziel oder es gibt einen großen Lebensfluss mit einem Seil für das gesamte Team, an dem alle Mitglieder arbeiten. Eine Lebensflusslandschaft, bei der jeder Teilnehmer sein Seil als Teil des großen Ganzen legt, ist auch eine team- oder gruppenverbindende Variante.

13 Herausfordernde Situationen in der Arbeit mit dem Lebensflussmodell

In der praktischen Umsetzung dieses Modells tauchen natürlich auch kleine Holpersteine oder Fragen auf. Es folgen einige Anregungen für den Umgang mit bestimmten Herausforderungen.

13.1 Schwere Traumafolgestörungen

Bei schwer traumatisierten Klienten ist das Modell in der Regel gut einsetzbar. Oft ist es hilfreich, Bereiche der Vergangenheit mit Tüchern abzudecken, weil die Erinnerung an diese Zeiten den Klienten triggert und damit destabilisiert, bzw. kleinere Zeitabschnitte am Lebensfluss zu wählen und erst in positiveren Zeiten mit der Gestaltung zu beginnen. So kann der Klient so gut wie immer auch Ressourcen an seinem Lebensfluss entdecken. Sollte es wider Erwarten dennoch zur Destabilisierung kommen, ist diese Arbeit vielleicht zu einem späteren Zeitpunkt der therapeutischen Begleitung gewinnbringend nutzbar (s. Kap. 5.6.3 u. 14).

13.2 Keine Ressourcen vorhanden?

Bei hochbelasteten Klienten kann es vorkommen, dass sie sich derzeit an keine Ressourcen erinnern können. Vielleicht ist es dann im Therapieprozess nötig, das Leid des Klienten noch intensiver zu würdigen oder auch die Wahrnehmung dessen zu verstärken, was dennoch positiv gewesen ist oder sich im Nachhinein so interpretieren lässt. Aus meiner Erfahrung gibt es so gut wie immer positive Momente und Ressourcen im Leben eines jeden Klienten, die es mit ihm gemeinsam zu entdecken gilt.

13.3 Der Klient nimmt nichts wahr?

Manche Klienten spüren sich selbst und Unterschiede in der Körperwahrnehmung nur wenig. Hierbei ist es wichtig, geduldig Zeit zu lassen. Alles, was der Klient wahrnimmt oder spürt, ist gut, *und* alles, was er nicht spürt oder wahrnimmt, ist genauso gut. »Genau so, wie es ist, ist es richtig.« Mit dieser Haltung kann jeder Klient seinen Lebensfluss so erfahren, wie es im Moment für ihn stimmig ist. Vielleicht tauchen dann intensivere Bilder auf oder ganz andere Wahrnehmungen. Der Therapeut ist nur der wertfreie Begleiter am Lebensfluss des Klienten.

Ist der Klient ungeduldig oder unkonzentriert, wie es bei Jugendlichen der Fall sein kann, arbeitet der Therapeut einfach in der Geschwindigkeit des Klienten – somit in der Regel schneller als normalerweise.

13.4 Der Klient will nicht über das Problem reden, benötigt aber Hilfe

Manchmal möchten Klienten ungern über ihr Problem reden. Vielleicht schämen sie sich, oder es gibt andere Gründe. Jugendliche reden beispielsweise in der Sitzung oft ungerne über Sexualität. Auch dann kann das Modell eingesetzt werden, indem der Klient nichts über die Inhalte mitteilt, sondern nur über die Prozesse, die er mit gesteigerter Eigenverantwortung erfährt. Für die Effizienz dieses Modells ist es nicht zwingend erforderlich, dass der Therapeut das Thema kennt.

14 Ausblick und weitere Einsatzfelder der Lebensflussarbeit

Zusammenfassend lässt sich sagen, dass die Lebensflussarbeit eine leicht erlernbare, lebendige und kreative Trancemethode darstellt, die in jeglicher Form in Beratungsstellen, in Psychotherapiepraxen und auch in Coaching- und Beratungskontexten vielfältig für alle Problembereiche einsetzbar ist. Verschiedene Arten der Nutzung von Ressourcen unterstützen den Klienten bei allen anstehenden Entwicklungsprozessen.

Weitere mögliche Einsatzfelder, die ich im Rahmen dieses Buches aus Platzgründen nicht habe vorstellen können und die in detaillierter Ausführung in einer zukünftigen Publikation behandelt werden, sind folgende:

Wenn Menschen *schwer erkrankt* sind, kann ihnen die Vision einer Gesundung hilfreiche Unterstützung und Mut geben (s. Fallbeispiel Nr. 5 im Kap. 6.2) und sie ebenso bei der Entwicklung von *Copingstrategien* maßgeblich unterstützen.

Bei *Erschöpfung, Burn-out oder Depressionen* kann es den Weg aus der Dunkelheit hin zu lichtvollen Zeiten aufzeigen und Hoffnung säen.

Bei *Ängsten* jeglicher Art wird der ressourcenvolle Blick auf mutige Zeiten in der Vergangenheit und in die Zukunft eine Entwicklung aktivieren.

Bei *Suchtproblematiken* kann man mit einer begleitenden Suchtlinie arbeiten. Ebenso lassen sich *langandauernde körperliche oder psychische Symptome*, die den Klienten schon jahrelang begleiten, mit einem Seil visualisieren, wodurch eine Veränderung in Richtung Heilung eingeleitet werden kann.

Sehr berührend ist auch die Arbeit mit der *Familienrekonstruktion*, bei der der Klient seine Ahnen legen und mit ihnen in Kontakt treten kann. Man kann mittels einer Familien-Lebensflusslandschaft speziell die *Ressourcen der Vorfahren* holen und nutzen, was die Verbindungen und Gefühle der Zugehörigkeit verstärkt. Es gibt auch noch verschiedene andere Möglichkeiten, Ressourcen zu integrieren, wie beispielsweise die *positiven Bindungsbotschaften* (Keweloh 2016a u. 2017a) wichtiger Menschen im Leben eines Klienten.

In der *Traumatherapie* sind die entstehenden Bilder der Lebensflussarbeit und der Blick auf die Ressourcen etwas ganz Besonderes und meist Neues für den Klienten. Die Bilder und Erfahrungen dieser Arbeiten prägen sich ein und sind im Leben der Klienten wie ein Haltegriff bei einer rasanten Busfahrt, indem sie neben den Ressourcen auch den achtsamen Umgang mit sich und die Selbstfürsorge verstärken.

Zudem kann man das Modell hervorragend einsetzen, um negative Übertragungen, *Trauma-Trigger oder Flashbacks* von der gegenwärtigen Situation des Klienten zu trennen und die dazugehörigen Gefühle, Körperempfindungen und Wahrnehmungen in der Vergangenheit zu platzieren, sodass der Klient im Hier und Jetzt Selbstwirksamkeit und Entlastung erfahren kann (s. auch Kap. 5.6.3 u. 14).

In der Paar- und Familientherapie eröffnet die Lebensflussarbeit in *Trennungs-, Scheidungs- und Ablösungskontexten* Stabilität, Sicherheit und Zugehörigkeit sowie eine neue Sichtweise für die Kinder und für die gesamte Familie. Auch hier existieren Techniken, mit denen man Kindern und Jugendlichen speziell bei der Trennung der Eltern helfen kann.

In der *Trauerarbeit* können verlorengeglaubte Ressourcen wiederentdeckt und transformiert werden, sodass sie nutzbar werden. Auch *Spiritualität* kann mit dem eigenen Lebensfluss verflochten werden, wodurch eine tiefe Verbundenheit und Zugehörigkeit den Klienten stabilisiert.

Die Lebensflussarbeit lässt sich auch mit ressourcenvoller Selbsthypnose wie dem inneren sicheren Ort, der inneren

Kraft, Egostates, inneren Anteilen oder einer spirituellen Unterstützung kombinieren.

Auch im *Coaching* (Keweloh 2017c) ist diese Arbeit vielfältig einsetzbar. Die Timeline wird für bestimmte Kontexte wie die *Entwicklung der beruflichen Laufbahn* oder die Bewältigung bestimmter, *herausfordernder Abschnitte* genutzt. Mittels dieser tiefgreifenden Ressourcenarbeit kann man *Versagensängste*, die Prüfungsergebnisse oder berufliche Erfolge negativ beeinflussen, abbauen und *das Erleben von Flow* entwickeln und stärken. Ebenso lässt sich die Timeline zur Überwindung von *Motivations- und Leistungsblockaden* nutzen. Es erfolgt eine Visualisierung der Ressourcen, um eine Motivationssteigerung und die Ausschöpfung der Leistungspotenziale zu erreichen.

Es gibt auch viele weitere kreative Möglichkeiten zum Einsatz des Lebensflussmodells in sämtlichen Gruppenkontexten, um die Entwicklung des Einzelnen und aller Gruppenmitglieder positiv zu beeinflussen.

Bei der *Suche nach der richtigen Entscheidung* kann die Visualisierung auch sehr hilfreich sein, indem der Klient seine verschiedenen Entscheidungsmöglichkeiten innerhalb seines Lebensflusses legt und an den Weggabelungen die entstehenden Wege erprobt, um sich daraufhin für den eigenen Weg zu entscheiden.

Beim *Therapie- oder Beratungsabschluss* kann man die Erfolge der Begleitung symbolisieren, was den Klienten möglicherweise sehr berührt und stolz sein lässt auf seine sichtbar gemachte und erlebbare Entwicklung.

Sehr gute Erfahrungen habe ich auch mit der *Kombination der Lebensflussarbeit mit bifokalen Methoden wie EMDR* (Keweloh 2016a u. 2017c) *oder Energetischer Therapie* (Keweloh 2016b u. 2017b) gemacht, um eine noch intensivere Verankerung der Ressourcen zu erreichen.

Die Arbeit mit dem Lebensflussmodell ist ein bunter und vielfältiger Einsatzbereich, der die beraterische und therapeutische Begleitung von Menschen kreativ bereichert und die Ressourcen in der Welt des Klienten farbenfroh aufblühen lässt.

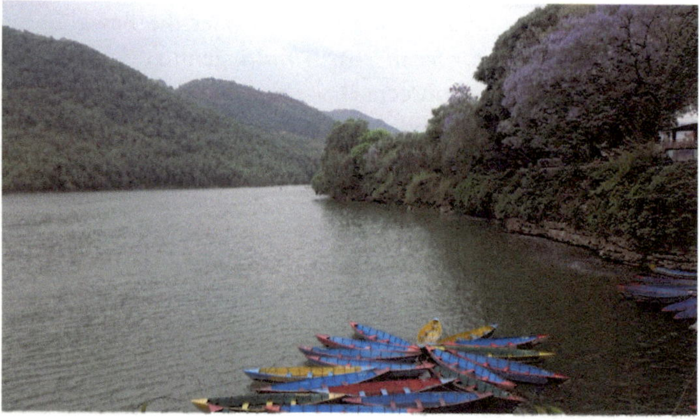

Abb. 25[12]

Es war für mich eine abenteuerliche Reise an meinem Lebensfluss, dieses Buch zu schreiben.

Geholfen hat mir dabei das Cover einer DVD (Bohne 2013) von Michael Bohne, welches ich las, als ich kurz vor meinem ersten Workshop auf der Kinder-Hypnose-Tagung im Jahr 2013 unglaublich aufgeregt war: »Risiko ist die Bugwelle des Erfolgs«. Das ist seitdem mein Leitsatz, der über meinem Schreibtisch hängt und mich begleitet. Er ermutigt mich, all diese für mich doch sehr ungewöhnlichen und damit herausfordernden Dinge zu tun, sie in meinen Lebensfluss zu integrieren und meinen ureigenen Visionen in Richtung *Futur II* zu folgen.

Bedanken möchte ich mich von Herzen bei meinen Kindern, Freundinnen, Freunden, Kolleginnen, Kollegen und bei allen

12 Foto von Louisa Wohlschläger; © Astrid Keweloh.

Menschen, die mich tatkräftig unterstützt oder mir Mut gemacht haben, diesen Weg zu gehen.

Auch Ihnen, liebe Leserinnen und Leser, danke ich für die Begleitung der Reise durch dieses Buch und wünsche Ihnen viel Erfolg und Freude mit dieser wunderbaren, lebendigen und kreativen Methode.

Sicherlich ist es hilfreich zum Erlernen dieser Methode, einen Workshop zu besuchen. Dennoch kann das Lesen dieses Buches und ein erstes Ausprobieren der Grundstein dafür sein, sich intensiver mit der Integration des Lebensflussmodells zu befassen.

Anhang 1: Peter Nemetschek – Stationen des Lebens

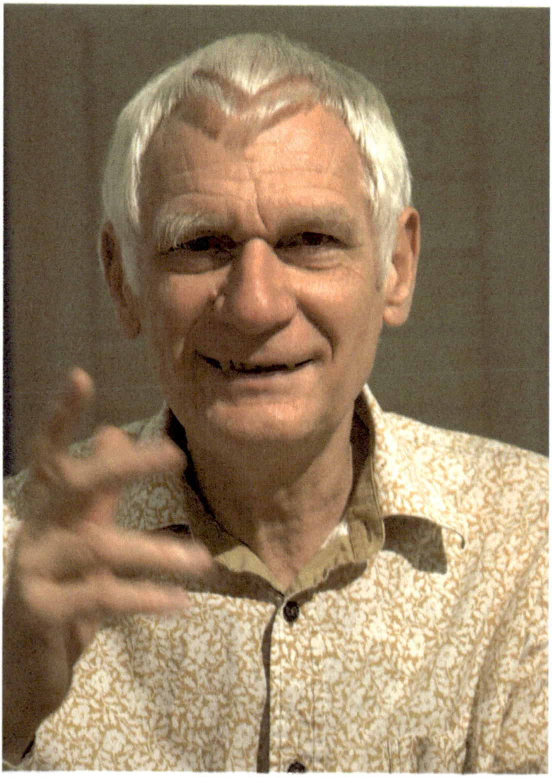

Abb. 26: Peter Nemetschek

Kurz nach seinem 80. Geburtstag führte ich mit Peter Nemetschek in seiner Praxis in München ein Gespräch in einer freundlichen Atmosphäre. Ausschnitte daraus habe ich hier zusammengestellt. Im folgenden Text berichtet er von den wichtigen Stationen seines privaten und beruflichen Lebens, die ihn maßgeblich bei der Entwicklung der Lebensflussarbeit geprägt haben.

Wenn ich mich zu Beginn eines Workshops vorstelle, betone ich, dass ich einerseits auf eine lange Lebenserfahrung aufbauen kann und gleichzeitig auf einen langjährigen professionellen Erfahrungsschatz. Ich habe den Vorteil, alt, und die Jüngeren haben Vorteile, jung zu sein.

Ich wurde 1937 nahe Wien geboren. 1939 begann der Zweite Weltkrieg. Mein Vater wurde sehr früh eingezogen und war seit 1943 in Stalingrad vermisst. Er kehrte nach 5-jähriger Gefangenschaft in Sibirien erst 1948 zurück. Unsere Familie war seit 1680 nördlich von Wien sesshaft gewesen, genau an der heutigen Grenze zwischen Tschechien und Österreich. Dort lebten wir auch 1945 gegen Ende des Krieges.

Hitler hatte streng untersagt, dass Frauen und ihre Kinder auf die Flucht gehen. Er war fanatisch davon überzeugt, dass »seine Soldaten« noch verbissener gegen die »roten Horden« kämpfen würden. Wir hörten bereits den Kanonendonner der Schlacht um Wien, als unsere Mutter schließlich sagte, wir gehen auf die Flucht. Sie war eine attraktive Frau und hatte natürlich Angst vor Vergewaltigungen.

Ich war acht Jahre alt und empfand die Flucht zunächst als eine Art Abenteuer. Doch dann kam der Schock: Wir waren bereits ca. eine Woche unterwegs, standen am Straßenrand und wussten nicht, wie wir weiterkommen sollten. Von Horizont zu Horizont eine unendlich lange Schlange von Flüchtenden. Frauen, die auf Kinderwägen hoch bepackt ihre letzte Habe vor sich herschoben. Große Planwagen, von schweren Pferden gezogen. Später verstand ich, dass es wohl Donauschwaben waren, die seit Wochen auf der Flucht waren. Zwei Militärlastwagen fuhren seltsamerweise von der Front weg, hochbeladen mit riesigen Kisten. Heute vermute ich, dass sich in den Kisten wohl geraubte Kunst oder Dokumente befanden.

Die Soldaten machten glücklicherweise genau bei uns eine Rast. »Mein Führer« hatte gesagt, »Mütter und Kinder zuerst«. Also durften wir auf die Kisten klettern.

Dann tauchte in der Ferne etwas abseits der Straße eine winzige Kolonne von Menschen auf. Sie kamen näher und näher. Dann sah ich voller Staunen – diese Menschen haben ja gestreifte Anzüge an – ah – Verbrecher, denke ich mir als Kind – Und noch näher ... das sind ja Frauen! Das kann doch nicht wahr sein – Ich wusste nicht, dass Frauen ins Gefängnis kommen können. Und dann ... absolute Panik: Als sie direkt bei uns sind, strecken sie ihre Hände aus und schreien verzweifelt: »Hunger – Hunger, Brot – Brot« – wir hatten ja selbst keins. Und dann der absolute Schock: Die begleitenden Wachsoldaten drehen ihre Gewehrkolben um und dreschen mit den Kolben in das Menschenknäuel.

Dreißig Jahre später arbeitete ich hochengagiert in einer heilpädagogischen Kindertagesstätte in einer Gruppe mit sieben 5-bis 6-jährigen Kindern mit krassen sozialen Defiziten. Nach und nach kam ich in einen ziemlich schweren Erschöpfungszustand. Ich meldete mich zu einer Gruppentherapie an – Schock: Die Gruppe ist voll.

Frühmorgens klingelt das Telefon: Ein angemeldeter Teilnehmer ist nicht erschienen – ich kann kommen. Die Gruppe, etwa 12 Personen, saß, wie damals üblich, auf Kissen im Kreis. Ich wusste zunächst nicht, dass die Trainerin eine Jüdin war. Sie war zweieinhalb Jahre die Geliebte von Fritz Perls gewesen. Am zweiten Tag war ich fix und fertig, ich musste mich auf allen Vieren in der Mitte der Gruppe auf den Boden knien und drei der stärksten Männer sollten mich zu Boden drücken. Als ich zu Boden ging, begann ich zu weinen. Ich war glücklich, das erste Mal seit Jahrzehnten zu heulen. Als ich mich aufrichtete, lachten alle in der Gruppe. Die Trainerin fragte mich: »Willst du wissen, warum?« Der erste sagte: »Ich habe ganz leicht gedrückt«, der zweite: »Ich auch«, der dritte: »Ich gar nicht.« Ich war schockiert.

Am nächsten Tag erzählte ich von meinem traumatischen Erlebnis auf der Flucht. Die Leiterin fragte wieder und wieder: »Und wo ist deine Mutter?« Ich sagte: »Es ist nicht meine Mutter – es sind diese Frauen.« Dann musste ich auf Knien reihum zu jedem Teilnehmer sagen: »Ich habe diese Frauen gesehen.« – Am nächsten Morgen sah ich in den Spiegel. Ich hatte blutunterlaufene Augen –

Erst Jahrzehnte später begriff ich bei einer Familienrekonstruktion bei Virginia Satir: Das war einer der Todesmärsche, wo KZ-Häftlinge »heim ins Reich« getrieben wurden und viele elendig verreckten.

... blutunterlaufene Augen, und ich fühlte mich erleichtert. Später in einer Workshoppause stand ich neben der Workshopleiterin draußen vor der Tür. Vor uns die Alpenkette, glasklar, satte Farben ... Ich war glücklich.

Das Fantastische ist: Wenn ich mich an die vergangene Fluchtszene erinnere, schiebt sich dieses glückliche Erleben in der Gestalttherapie wie ein transparentes Dia vor die traumatische Szene. Und heute bin ich stolz, ein Zeitzeuge zu sein.

Damals fragte ich mich: Muss die Aufarbeitung von traumatischen Erfahrungen unbedingt so schmerzhaft sein? Die Kinder in meiner heilpädagogischen Gruppe hatten allerschwerste Traumata wieder und wieder erlebt. Und bei ihnen wirkten Humor und Lachen absolut heilsam. Und die Zuversicht: Wenn ich mal groß bin, werdet ihr staunen, was ich schon kann. Milton Erickson sagte: »Ich habe all meinen Patienten so viel Humor wie möglich mitgegeben.«

Glücklicherweise durfte ich 1979 an vier Lehrseminaren bei Milton Erickson und im gleichen Jahr an einem »monthlong« bei Virginia Satir teilnehmen.

In einem Video sagt Erickson, das Leben ist wie ein Highway. Du kommst an dieser und jener Szene vorbei – so wie die Zeit, als du aufstehen konntest und nicht länger krabbeln musstest ...

Ich ahnte, das ist der Schlüssel für lebendiges lösungsorientiertes Arbeiten. Aber es ist keine passende Metapher, die für Familientherapie geeignet ist. Autobahnen in Deutschland, mit über 200 Stundenkilometern überholen dich fette BMWs, dann ellenlange Staus. Und überdies steckt in Highway eine Doppelbedeutung: Nämlich high sein – Hypnotherapeuten lieben solche unbewussten Doppelbedeutungen. In den Hippie-Jahren war ja »high« in der Szene ein Schlüsselwort.

Ich ging mein Leben durch: glückliche Zeiten – lebensbedrohliche Zeiten: Mit drei oder vier Jahren Lungentuberkulose überlebt – ohne Antibiotika – als Erwachsener Brustkrebs links und im nächsten Jahr rechts – Totaloperation. Auf der glücklichen Seite: Eine glückliche Liebesgeschichte mit Helene, meiner Frau – ein halbes Jahr Stipendium in den USA, und da wurde auch gleich unser Sohn gezeugt ...

Erfolgreiche Zeiten als Familientherapeut. Und ein großes Familientherapieinstitut gegründet, erfolgreiche Curricula für Familientherapie, -beratung, Coaching und Supervision entwickelt. Hunderte von Teilnehmern weitergebildet. Inzwischen über 40 Jahre Erfahrung in diesen Bereichen, drei Bücher geschrieben über *Systemische Familientherapie mit Kindern, Jugendlichen und Eltern*, über *Coaching und Systemische Supervision mit Herz, Hand und Verstand* und *Milton Erickson lebt!* Ich bin der Einzige weltweit, der sich getraut hat, Milton Erickson bei der Arbeit zu fotografieren. Insofern sind im letzteren Buch über hundert einzigartige Fotos.

Erst 10 Jahre nach den Lehrseminaren bei Erickson fand ich schließlich die passende Metapher für konstruktive Time-Line-Arbeit mit ganzen Familien, Kindern, Jugendlichen und Eltern: *die Lebensflussarbeit.*

Der Ursprung eines Flusses ist eine kleine Quelle, ein Rinnsal, ein Bach, ein Fluss, ein Strom. Und zwei Flüsse können sich in der Liebesgeschichte vereinigen. Und neue Quellen der Kinder nehmen ihren Lauf. Eine Familienlandschaft entsteht mit Vergangenheit, *Jetzt, Geschafft, Futur II* und *schon schmunzeln können* in der fernen Zukunft.

Wasser findet immer einen Weg. Wasser kennt keine Traumata. Felsen oder Berge, die den Lauf unterwegs blockieren können, umfließt es früher oder später. Ständig fließt frisches Wasser nach. Bei Lebensflüssen strömt lebendige Energie.

Im »Monde-Tape«, einem Lehrvideo Milton Ericksons, stärkt er die Klientin Monde. Er leitet sie an, nach und nach fünf positive Szenen aus ihrer frühen Kindheit lebendig werden zu lassen: »*So, wie die Zeit, als du aufstehen und nicht länger krabbeln musstest ...*« und Monde erinnert, wie sie als 2-Jährige entlang eines Wassers läuft. Milton lässt sie vier weitere positive Erinnerungen, Ressourcen, wiedererleben. Und dann: »*Bevor du sechs Jahre alt bist, kannst du nicht etwas wirklich Schlimmes anstellen.*« Aber Monde erinnert sich an etwas für sie Traumatisches: Sie ist im Schulhof und hat ein Fenster eingeschmissen. Um das Folgende zu verstehen, bedarf es eines Einschubs:

Monde ist unsicher als Mensch, Partnerin, Mutter und in Menschenmengen. In den Zeiten, als sie ein kleines Kind war, waren aus dem Zweiten Weltkrieg traumatisierte Soldaten in die USA zurückgekehrt, und zusätzlich herrschte eine krasse Apartheid. Wenn ein junger Schwarzer die strikte Trennlinie zwischen Schwarz und Weiß übertrat, wurde er in der Nacht vom Ku-Klux-Klan geteert und gefedert. Das bedeutet: Ein riesiges Feuer, grölende Weiße, in weißen Kutten mit diesen spitzen weißen Hüten, riefen: »Schwarzer, Du willst ein Weißer werden?! Wir helfen dir dabei.« Sie übergossen ihn mit kochendem schwarzen Teer und schütteten weiße Federn über ihm aus. Ein grausamer langer Tod. Und sie lachten und sie grölten ...

Monde war ein »Milk-Coffee«, die Eltern waren schwarz und weiß. Und sie hatten Angst um ihre Tochter. Noch bevor sich Monde in der Sitzung an ihre Strafe für das eingeschmissene Fenster voll erinnern kann, fragt Erickson: »*Und was machst du jetzt am Wasser?*« und sie antwortet ... »*Enten füttern*«...

Und dann aktiviert Erickson wieder eine Ressource und erst so gestärkt lässt er Monde die Strafe in Erinnerung rufen: Sie muss das Fenster von ihrem Taschengeld zahlen und bekommt massive Schläge. Gleich darauf lässt Erickson sie wieder Ressourcen in Erinnerung rufen – dieser Prozess des Stärkens der positiven Erinnerungen, dann erneut Negatives und sofort wieder positive Erinnerungen erleben ... Dieser Prozess wiederholt sich wieder und wieder, und erst dann erinnert sie sich an ihre schlimmste Strafe. Die Situation: Ihr Hintern wird mit einer Bürste geschlagen. Das tut teuflisch weh und hinterlässt keine Wunden. Nun erlebt man in tiefer Trance dissoziierte Zustände. In diesem Fall heißt das, sie kann den Szenen von außen zuschauen, ohne Schmerzen zu spüren, oder sie kann nur die Schmerzen erleben, nicht aber die Situation. Und ganz wichtig: Sie kann diese traumatische Situation ganz und gar vergessen.

Also eine Umkehrung von Freuds Glaubenssystem, Traumata bewusst zu machen. Erickson lenkt Mondes Aufmerksamkeit erst gegen Ende der Sitzung ins Hier und Jetzt. Damit sich Monde zunächst an diese komplexen Prozesse erinnern kann, führt Erickson gleich zu Beginn eine Armlevitation durch. Das leitet einen dissoziierten Zustand ein, losgelöst von ihrem Körper.

Beim Aufwachen ist Mondes Arm noch immer oben schwebend, und Erickson fragt sie schmunzelnd: »Welche Hand hat eine längere Lebenslinie?« und Monde lacht und sagt: *»Ich kann die andere nicht sehen.«* Humor löst immer wieder eine versöhnliche Stimmung aus, eine wichtige positive Lebenshaltung.

Auch Virginia Satir sagte: »Fange immer mit der Liebesgeschichte an.« Also beginnt die Lebensflussarbeit mit der Zeugung der Eltern. Oder in den Lebensflussmodellen mit der Quelle des Lebens bei Vater, Mutter und später bei den Kindern.

Ich, Peter, bin im gestalterischen Bereich hochbegabt. Insofern ist es mir mühelos möglich, imaginäre Bilder mit einfachsten Mitteln konkret darzustellen. Es entstehen also nicht nur *Lebensflussmodelle*, sondern lebendige Familienlandschaften ...

Was heißt schon schmunzeln *können* bei meiner Geschichte, meinem Schicksal? Ich werde nie über mein Erleben bei dem Todesmarsch schmunzeln. Stattdessen ist bei mir inzwischen ein großer Stolz entstanden: von 250 000 deutschen Soldaten sind 9000 lebend zu uns zurückgekommen, und mein Vater war dabei! Ich persönlich habe schwere Situationen, lebensbedrohliche Krankheiten nicht nur durchlebt und überlebt, sondern ich bin stolz darauf, ich bin ein Zeitzeuge. Als kleines Kind, als Jugendlicher habe ich geschworen, wenn ich mal groß bin, werde ich etwas Besseres vollbringen als diesen Irrsinn.

In Ericksons Worten: »Herausforderungen meistern« heißt, ich werde anderen Menschen behilflich sein, ihre Herausforderungen zu meistern.

Dazu ein Erlebnis: Beim Arbeiten mit dem Lebensflussmodell mit einer ganzen Familie sollte sich ein kleiner Junge an die Quelle seines Lebens stellen – also zum Beginn seiner Lebenslinie. Er stellte sich knapp neben die Quelle. Er hob vorsichtig seinen Fuß, senkte ihn ein bisschen, hob ihn wieder, und es war klar, er wollte nicht auf die sprudelnde Quelle treten, denn dann würde sein wertvolles Wasser nicht mehr sprudeln können. Er probierte ziemlich lang, bis er stolz und sicher bei seiner Quelle des Lebens stand. Dies bedeutet, *Alltagstrance* geht sehr, sehr tief!

Die Vision *schon schmunzeln können* ist eine Kraft voll des Lebens. Milton sagt dazu: »You can master your challenge and smile about it ...«

Anhang 2: Verwendete Symbole

Symbol	Bedeutung
	Lebensfluss
	Zeugung
	Geburt
	Kontakt
	Jetzt
	Geschafft
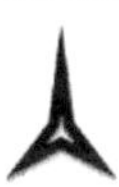	Futur II
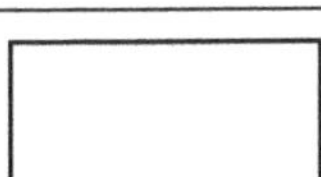	Bedeutsamster Schritt, erster Schritt oder weitere Schritte

Tabelle 1: Verwendete Symbole am Lebensfluss

Danksagung

Peter Nemetschek gilt mein besonderer Dank. Seine Entwicklung des Lebensflusses und seiner Varianten haben mich tief beeindruckt. Auch die gesamte lösungsorientierte Haltung waren und sind ein Grundstein meiner Arbeit.

An dieser Stelle möchte ich insbesondere Gerda Ruppert danken, die mir zu Beginn meiner therapeutischen Arbeit durch ihre liebevolle und kompetente Begleitung die Tiefe und die Möglichkeiten des Lebensflussmodells und der therapeutischen Arbeit insgesamt aufgezeigt hat. Ihre Art zu arbeiten war ein wunderbares Modell für mich!

Auch die beständige Unterstützung und das Vertrauen von Bernhard Trenkle waren elementar für meinen Weg und das Entstehen dieses Buches. Herzlichen Dank dafür!

Einen Dank von ganzem Herzen an all meine Klientinnen und Klienten, die mir mit ihrem Vertrauen geholfen haben, diese Methode weiterzuentwickeln. Und ganz lieben Dank an diejenigen, die sich bereit erklärt haben, ihre Erfahrungen mit dem Lebensflussmodell im Rahmen dieser Veröffentlichung mit uns zu teilen.

Meinen herzlichsten Dank an Eileen Löffler aus Augsburg, die die Lebensflüsse fotografiert und bearbeitet hat.

Die Zeichnungen sind von meinem Sohn Jaro Wohlschläger erstellt worden. Die wunderschönen Flussfotos haben mir meine Zwillinge Louisa und Lukas Wohlschläger zur Verfügung gestellt. Herzallerliebsten Dank!

Zudem möchte ich mich herzlichst bei Uschi Ludwig für die vielen Gespräche und das detaillierte Lesen des Manuskripts und ihre entsprechenden Rückmeldungen bedanken. Unsere Zusammenarbeit hat mir große Freude bereitet und sehr viel Mut gemacht!

Für das Probelesen des Manuskripts und die unterstützenden Rückmeldungen bedanke ich mich von Herzen bei Petra Schiller, Bärbel Parson, Dr. med. Sabine Lindstedt, Dr. med. Peter Epple, Sabine Löffler und Prof. Dr. med. Stefan A. Rath.

Und zu guter Letzt noch einen herzlichen Dank an die Mitarbeiter des Carl-Auer Verlags für ihre hilfreiche Unterstützung; insbesondere an Dr. Nicola Offermanns, Dr. Ralf Holtzmann und Weronika Jakubowska als Lektoren, die mein erstes Projekt mit all den anstehenden Fragen begleitet haben.

Literatur

Bohne, M. (2008): Einführung in die Praxis der Energetischen Therapie. Heidelberg (Carl-Auer), 2. Aufl. 2010.

Bohne, M. (2013): Risiko ist die Bugwelle des Erfolgs [DVD]. Workshop auf der 24. Jahrestagung der Milton-Erickson-Gesellschaft: »Krise, Angst und Tranceformation«, Bad Kissingen, 14.–17. März 2013. Müllheim-Baden (Auditorium).

Erickson, M. H. (1975): The Artistry of Milton H. Erickson, M. D. [VHS-Video]. Hrsg. von H. S. Lustig. Haverford, PA.

Erickson, M. H. (1994): Milton H. Ericksons gesammelte Fälle. Zusammengetragen von William Hudson O'Hanlon und Angela L. Hexum. Stuttgart (Klett-Cotta).

Erickson, M. H. (1996): Die Lehrgeschichten von Milton H. Erickson. Hrsg. u. kommentiert von Sidney Rosen. Hamburg (Isko-Press), 4. Aufl.

Keweloh, A. (2016a): Fischen Sie mit: Wichtige Bindungen im Lebensfluss entdecken und mit EMDR verankern [DVD und CD]. Workshop auf der 8. Kindertagung »Hypnotherapeutische und Systemische Konzepte für die Arbeit mit Kindern und Jugendlichen: Kindheit 2.0 – Aufwachsen im digitalen Zeitalter«. Heidelberg, 2.–6.11.2016. Müllheim-Baden (Auditorium).

Keweloh, A. (2016b): Bitte umsteigen: Alltägliche Problemtrancen in Lösungswelten verwandeln. Nutzen Sie Energetische Therapie, Atemtechniken aus dem Yoga und Trance kombiniert mit EMDR [DVD und CD]. Workshop auf der Tagung »Reden reicht nicht«. Heidelberg, 26.–29.5.2016. Müllheim-Baden (Auditorium).

Keweloh, A. (2017a): Bindungen im Lebensfluss entdecken. In: G. Götting u. a. (Hrsg.): Zeit geben – Bindung stärken. Weinheim/Basel (Beltz Juventa), S. 54–69.

Keweloh, A. (2017b): Verwandeln Sie Problemtrancen in Lösungswelten – Nutzen Sie Atemtechniken aus dem Yoga, Trance kombiniert mit EMDR und Energetische Therapie [DVD und CD]. Workshop auf der 28. Jahrestagung der Milton-Erickson-Gesellschaft: »Trauma – Konflikte – Kulturen. Hypnotherapie und was uns verbindet«, Bad Kissingen, 23.–26. März 2017. Müllheim-Baden (Auditorium).

Keweloh, A. (2017c): Zurück zum Flow! Motivations- und Leistungsblockaden mit der Timeline-Arbeit überwinden und mit EMDR verankern [DVD]. Workshop auf der Tagung »Mentale(s) Stärken: Sporthypnose – Selbsthypnose – Mentales Training – Coaching«, Heidelberg, 1.–5.11.2017. Müllheim-Baden (Auditorium).

Nemetschek, P. (2000): Wenn ich mal groß bin! Alltagstrance und familientherapeutisches Arbeiten mit Kindern und Eltern. In: K. L. Holtz u. a. (Hrsg): Neugierig aufs Großwerden. Heidelberg (Carl-Auer), S. 114– 172.

Nemetschek, P. (2006): Systemische Familientherapie mit Kindern, Jugendlichen und Eltern. Lebensflussmodell und analoge Methoden. Stuttgart (Klett-Cotta).

Nemetschek, P. u. S. van Lessen (Hrsg.) (1975): Ene mene miste Rappelkiste. Das Begleitbuch zur ZDF-Fernsehreihe für Eltern, Kinder und Erzieher. Weinheim (Beltz).

Nemetschek, P., E. Madelung u. A. Gulden (1971): Aktionsraum 1 oder 57 Blindenhunde. München (A1 Informationen).

Revenstorf, D. u. B. Peter (2010): Hypnose in Psychotherapie, Psychosomatik und Medizin. Manual für die Praxis. Berlin/Heidelberg (Springer), 3. Aufl. 2015.

Rossi, E. L. (Hrsg.) (1995–1998): Gesammelte Schriften von Milton H. Erickson, 6 Bde., Heidelberg (Carl-Auer), Studienausgabe 2018.

Theuretzbacher, K. u. P. Nemetschek (2009): Coaching, Systemische Supervision mit Herz, Hand und Verstand, Handlungsorientiert arbeiten, Systeme aufbauen. Stuttgart (Klett Cotta).

Satir, V. (1972): Selbstwert und Kommunikation. Familientherapie für Berater und zur Selbsthilfe. Stuttgart (Klett-Cotta), 11. Aufl. 2003.

Satir, V. (1988): Kommunikation – Selbstwert – Kongruenz. Paderborn (Junfermann), 5. Aufl. 1996.

Schmidt, G. (2004): Liebesaffären zwischen Problem und Lösung. Hypnosystemisches Arbeiten in schwierigen Kontexten. Heidelberg (Carl-Auer), 7. Aufl. 2017.

Schmidt, G. (2005): Einführung in die hypnosystemische Therapie und Beratung. Heidelberg (Carl-Auer), 7. Aufl. 2016.

Schmidt, G. (2011): Berater als »Realitätenkellner« und Beratung als koevolutionäres Konstruktionsritual für zieldienliche Netzwerkaktivierungen – Einige hypnosystemische Implikationen. In: W. Leeb, B. Trenkle u. M. Weckenmann (Hrsg): Der Realitätenkellner. Hypnosystemische Konzepte in Beratung, Coaching und Supervision. Heidelberg (Carl-Auer), S. 18–35.

Über die Autorin

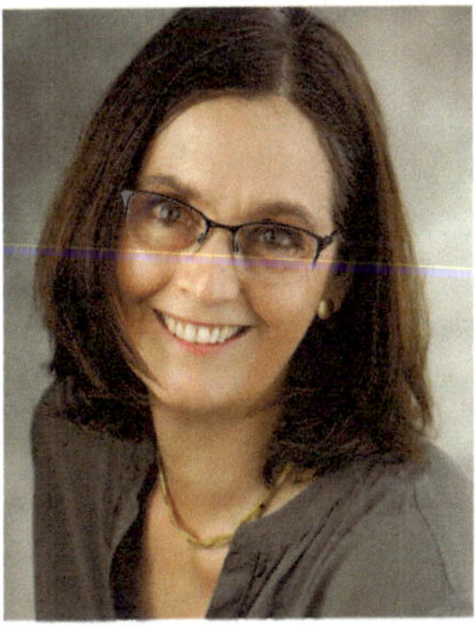

© hausdesbildes_Mering

Astrid Keweloh, Dipl.-Psych.; Praxis für Coaching und hypnosystemische Therapie, seit 1999 im Landkreis Osnabrück, online und persönlich, für Erwachsene, Jugendliche, Familien und Paare; Referentin in der Weiterbildung; Workshops und Vorträge zu den Themen Lebensflussmodell und Timeline-Arbeit, Hypnotherapie, Energetische Therapie und Yoga in Psychotherapie, Coaching und Beratung; in Institutionen, Unternehmen und Firmen Stress- und Burnout-Prophylaxe, Entspannung und Selbstfürsorge sowie Leistungs- und Motivationsoptimierung.

Weiterbildungen u. a.: Systemische Therapeutin und Familientherapeutin (DGSF), Klinische Hypnose (M.E.G.), Hypnosystemische Konzepte für die Arbeit mit Kindern und Jugendlichen (M.E.G.), Ego-State-Therapie (EST-A), Energetische Therapie (F. Gallo), Traumatherapie-Methoden wie EMDR und EMI, Kursleiterin für Yoga (AOL), Heilpraktikerin für Psychotherapie.

Kontakt: *astrid.keweloh@gmx.net*
www.ak-hypnose.de